叩问疾病解密健康科普丛书

河南省医学会组织编写

丛书主编 刘章锁 王 伟

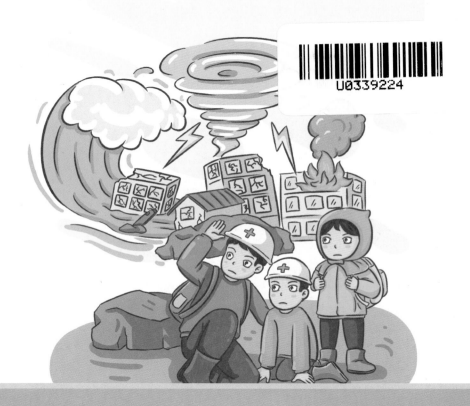

灾难与急救应急手册

本册主编 孙同文

郑州大学出版社

图书在版编目（CIP）数据

灾难与急救应急手册 / 孙同文主编 . — 郑州 : 郑州大学出版社 , 2021.4
（叩问疾病解密健康医学科普丛书 / 刘章锁，王伟主编）
ISBN 978-7-5645-7132-0

Ⅰ . ①灾… Ⅱ . ①孙… Ⅲ . ①灾害—急救—手册
Ⅳ . ① R459.7-62

中国版本图书馆 CIP 数据核字 (2020) 第 251948 号

灾难与急救应急手册

ZAINAN YU JIJIU YINGJI SHOUCE

策划编辑	韩 晔 李龙传		封面设计	张 庆
责任编辑	陈文静		版式设计	叶 紫
责任校对	董 珊		责任监制	凌 青 李瑞卿

出版发行	郑州大学出版社有限公司		地 址	郑州市大学路 40 号（450052）
出版人	孙保营		网 址	http：//www.zzup.cn
经 销	全国新华书店		发行电话	0371-66966070
印 刷	河南文华印务有限公司			
开 本	710 mm×1 010 mm 1 / 16			
印 张	17		字 数	285 千字
版 次	2021 年 4 月第 1 版		印 次	2021 年 4 月第 1 次印刷

书 号	ISBN 978-7-5645-7132-0		定 价	59.00 元

本书如有印装质量问题，请与本社联系调换。

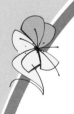

编写委员会

甲状腺疾病 解密健康科普丛书

名誉主编　阚全程

主　　编　刘章锁　王 伟

编　　委（以姓氏笔画为序）

　　　　　于建斌　王广科　刘宏建　刘章锁
　　　　　孙同文　李修岭　谷元廷　宋永平
　　　　　张凤妍　张守民　张国俊　张祥生
　　　　　张瑞玲　陈小兵　郑鹏远　赵洛沙
　　　　　秦贵军　高 丽　郭瑞霞　黄改荣
　　　　　曹选平　董建增　滕军放

秘　　书　刘东伟　潘少康

办公室

主　　任　王 伟
副 主 任　崔长征　胡建平
牵头单位　河南省医学会
　　　　　河南省医学会医学科学
　　　　　普及分会第四届委员会

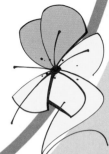

本册编写委员会

灾难与急救应急手册

名誉主编　侯世科

主　　编　孙同文

副 主 编　朱长举　张曙光　樊毫军　兰　超

编　　委（以姓氏笔画为序）

马岳峰　浙江大学医学院附属第二医院滨江院区

井　玲　哈尔滨医科大学附属第一医院

兰　超　郑州大学第一附属医院

朱长举　郑州大学第一附属医院

刘　宏　平顶山市第一人民医院

刘　青　郑州人民医院

刘继海　中国医学科学院北京协和医院

闫新明　山西医学科学院

米玉红　首都医科大学附属北京安贞医院

孙同文　郑州大学第一附属医院

本册编写委员会

灾难与急救应急手册

孙晓凡　上海交通大学医学院附属仁济医院

李银平　《中华危重病急救医学》杂志社

余　追　武汉大学人民医院

张　泓　安徽医科大学第一附属医院

张玉想　解放军第 309 医院

张西京　第四军医大学西京医院

张连阳　陆军军医大学大坪医院

张剑锋　广州医科大学第二附属医院

张晓娟　郑州大学第一附属医院

张培荣　河南省人民医院

张曙光　郑州大学第一附属医院

周飞虎　中国人民解放军总医院

胡卫建　四川省人民医院

侯世科　天津大学灾难医学研究院

施　辉　连云港市第二人民医院

本册编写委员会
灾难与急救应急手册

姜成华　上海同济大学

秦历杰　河南省人民医院

袁　志　第四军医大学西京医院

贾群林　中国地震应急搜救中心培训部

柴艳芬　天津医科大学总医院

菅向东　山东大学齐鲁医院

曹　钰　四川大学华西医院

梁子敬　广州医科大学附属第一医院

葛波涌　郑州大学第二附属医院

董晨明　兰州大学第二医院

樊毫军　天津大学灾难医学研究院

编写秘书　丁显飞　李弘毅

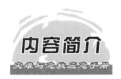
内容简介

本书为河南省医学会科普丛书急诊医学分册，本册中以问题为索引呈现问题，可读性强、查询方便，并且较系统地阐述了常见疾病及紧急情况的预防处理，内容涵盖了家庭急救、安全与灾难预防处理及常见病知识等多个方面，内容涉及广、实用性强，不仅是一本科普性质的书籍，更是需要时能够应用的工具和参考。本书的主体部分由数十名国内灾难医学、急诊医学、重症医学领域经验丰富的专家共同参与编写，结合领域内先进认识及数十年的临床经验成稿，经过数次审稿、修改以确保语言精炼易懂，结构有序合理，内容科学真实。针对近百个常见的问题，通过科学而浅显易懂的方式帮助人们了解基本且正确的紧急处理方式，旨在帮助公众提高防灾减灾意识、自救意识和急救意识，提高应对紧急情况和灾害的能力，为生命安全保驾护航，为灾难应对添砖加瓦。相信不论是工作经验丰富的一线临床医护人员，有一定知识基础的医学生或相关工作从业者，还是有意阅读的普通读者，都能从中有所收获。

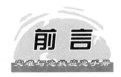

前言

灾难与急救应急手册

　　生命充满机遇，同时也伴随着不期而遇的危险。古人云"水火兵虫，皆不可预"，如何面对意外，如何科学有效处理危及生命的紧急情况，是值得认识和探究的永恒命题，这不仅是医护人员的本职工作之一，更是国家富强、人民安居乐业的保障。如今，人们的健康意识和观念较十数年前已不可同日而语，但多元化的知识来源同时也增加了知识的不确定性，您所见到的"自救妙招""治病灵药"真的正确吗？在地震、火灾、雷电发生时，如何处理能够最有效地避免危险，保障自己的生命安全？家庭中存在着哪些不容忽视的危险？当生命危在旦夕，什么是普通人行之有效的急救策略？如果您对这些知识并不清楚，需要答案，不妨翻翻这本书，我们希望书中的内容您永远不用付之实践，只愿这颗为您播下的种子能够发芽、成长，当您与疾病、灾难和危险不期而遇时，能够成为那一瞬灵光，为您保驾护航。

编者

2020 年 9 月

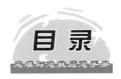

目 录

灾难与急救应急手册

1

如何识别急性中毒？

　　急性中毒是指人体在短时间内接触毒物或超过中毒量的药物后，机体产生的一系列病理生理变化及其临床表现。急性中毒病情复杂、变化急骤，严重者出现多器官功能障碍或衰竭甚至危及生命。所以早期准确识别急性中毒及给予相应现场紧急处理对挽救急性中毒患者的生命至关重要。

确定毒源

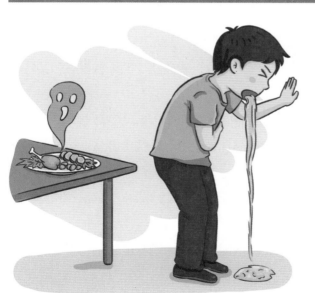

　　急性中毒的主要诊断依据是确定毒源存在，并对患者造成组织、器官功能的损害，有明显临床表现，甚至导致死亡；临床无明确毒源存在，患者临床症状和体征难以解释时，应考虑患者职业接触史、生活习惯、社会关系、自身状况及临床特点；采集标本（呕吐物、血、尿、残存食物及药物），进行排

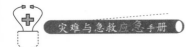

查性的毒物鉴定。

（1）根据呕吐物及分泌物的特殊气味及颜色初步判断中毒

特殊气味。①水果味：乙醇、盐酸碳氢化合物、氯仿、丙酮、酮酸中毒。②古草味：光气。③苦杏仁味：氰化物、苦杏仁苷。④大蒜味：砷、二甲基亚砜、铊、硒酸、有机磷农药。⑤臭鸡蛋味：硫化氢、硫醇。⑥冬青油味：甲基水杨酸盐。⑦芳香味：苯类芳香烃、有机氯农药毒杀芬。⑧鞋油味：硝基苯。

特殊颜色。①紫红色：高锰酸钾。②蓝绿色：铜酸、镍盐。③粉红色：钴盐。④黄色：硝酸盐、苦味酸。⑤亮红色：红汞、硝酸。⑥咖啡色：硝酸、硫酸及草酸。⑦棕褐色：盐酸。⑧暗处发光：黄磷。⑨无色或白色：碱类。

尿色异常。①蓝色：亚甲蓝。②棕褐-黑色：苯胺染料、萘、苯酚、亚硝酸盐。③樱桃红-棕红色：安替匹林、锌可芬、可以引起血尿及溶血的毒物。④橘黄色：氟乐灵。⑤绿色：麝香草酚。⑥黄色：引起黄疸的毒物、呋喃类。

皮肤颜色异常。①青紫（化学性发绀）：高铁血红蛋白血症、胺碘酮。②樱桃红：一氧化碳。③黄染：米帕林（阿地平）、损肝毒物及溶血毒物引起的黄疸（磷、四氯化碳、蛇毒、毒蕈、苯氨基或硝基衍生物、蚕豆病及氯丙嗪引起的黄疸）。④紫癜：抗凝血灭鼠剂（敌鼠钠盐和溴敌隆）、氯吡格雷、糖皮质激素、肝素、华法林、水杨酸制剂。

（2）根据特殊中毒临床表现

胆碱样综合征：毒蕈碱样综合征主要见于有机磷酸盐、毛果芸香碱和某些毒蘑菇中毒等。

烟碱样综合征：主要见于烟碱样杀虫剂中毒、烟碱中毒、黑寡妇蜘蛛中毒等。

抗胆碱综合征：主要见于颠茄、阿托品、曼陀罗、某些毒蘑菇、抗组胺类药物、三环类抗抑郁药中毒等。

交感神经样中毒综合征：主要见于氨茶碱、咖啡因、苯环己哌啶、安非他命、可卡因、苯丙醇胺、麦角酰二乙胺中毒等。

麻醉样综合征：主要见于可待因、海洛因、复方苯乙哌啶（止泻宁）、丙氧酚中毒等。

戒断综合征：主要见于停用以下药物如乙醇、镇静催眠药、阿片类、肌松剂（氯苯胺丁酸）、选择性 5 - 羟色胺再摄取抑制药（SSRIs）及三环类抗抑郁药物等。

（3）下列征象应考虑急性中毒存在的可能

①不明原因突然出现恶心、呕吐、头昏，随后出现惊厥、抽搐、呼吸困难、发绀、昏迷、休克甚至呼吸、心搏骤停中一项或多项表现者。②不明原因的多部位出血。③难以解释的精神、意识改变，尤其精神、心理疾病患者，突然出现意识障碍。④在相同地域内的同一时段内突现类似临床表现的多例患者。⑤不明原因的代谢性酸中毒。⑥发病突然，出现急性器官功能不全，用常见疾病难以解释。⑦原因不明的贫血、白细胞减少、血小板减少、周围神经麻痹。⑧原因不明的皮肤黏膜、呼出气体及其他排泄物出现特殊改变（颜色、气味）。

急性中毒具有不可预测性和突发性，除少数有临床特征外，多数临床表现不具备特异性，缺乏特异性的临床诊断指标。

> 总之，急性中毒在生活中时常发生，早期准确地识别及现场紧急处理可最大程度挽救中毒患者的生命，除了医务人员的专业救治外，民众的参与至关重要。

郑州大学第一附属医院急诊室 ICU　兰超

2

误服毒物怎么办？

在生产过程中，劳动者难免暴露于有毒原料、中间产物或成品，如不注意劳动防护，极易发生中毒。在保管、使用和运输方面，如不遵守安全防护制度，也会发生中毒。误食、意外接触毒物、用药过量、自杀或谋害等情况下，大量毒物入体也可引起中毒。

救治原则：①迅速脱离中毒环境并清除未被吸收的毒物。②迅速判断患者的生命体征，及时处理威胁生命的情况。③促进吸收入血毒物清除。④解毒药物应用。⑤对症治疗与并发症处理。⑥器官功能支持与重症管理。

> 误服毒物咋办？

（1）现场急救

①切断毒源,使中毒患者迅速脱离染毒环境是到达中毒现场的首要救护措施。②脱离染毒环境后,迅速判断患者的生命体征,对于心搏骤停患者,立即进行现场心肺复苏术；对于存在呼吸道梗阻的患者,立即清理呼吸道,开放气道,必要时建立人工气道通气。有衣服被污染者应立即脱去已污染的衣服,用清水洗净皮肤,冲洗过程尽量避免用热水,以免增加毒物的吸收。经消化道中毒如无禁忌证,

现场可考虑催吐。尽快明确接触毒物的名称、理化性质、状态、接触时间、误服量。现场救治有条件时，应根据中毒的类型，尽早给予相应的特效解毒剂。积极给予对症支持治疗，保持呼吸、循环的稳定，必要时气管插管减少误吸风险。经过必要的现场处理后，将患者转运至相应医院救治。

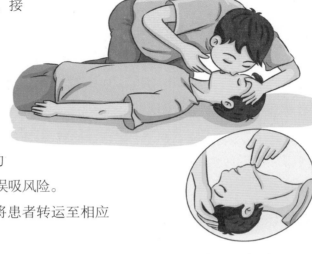

（2）院内救治

1）减少误服毒物吸收的方法

● 催吐：对于清醒的口服毒物中毒患者，催吐仍可考虑作为清除毒物方法之一，尤其是小儿中毒患者，但对大多数中毒患者来说，目前不建议使用催吐，催吐前须注意严格把握禁忌证。

● 洗胃：洗胃为清除经消化道摄入毒物的方法之一，在我国广泛使用。但洗胃可导致较多并发症（包括吸入性肺炎、心律失常、胃肠道穿孔等）。要充分评估洗胃获益与风险。

● 吸附剂：活性炭是一种安全有效、能够减少毒物从胃肠道吸收入血的清除剂。

● 导泻：导泻也为目前常用清除毒物的方法之一。

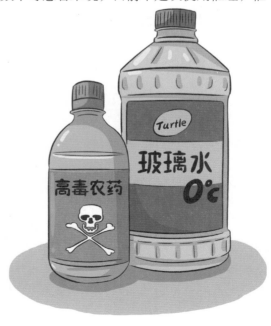

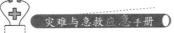

2）促进吸收入血毒物排泄

● 强化利尿：强化利尿通过扩充血容量、增加尿量，达到促进毒物排泄目的，主要用于以原形从肾排出的毒物中毒。对心、肺、肾功能不全者慎用。

● 血液净化：是指把患者血液引出体外并通过净化装置，清除某些致病物或毒物。但关于各种毒（药）物中毒血液净化治疗及其模式选择，由于缺乏有价值的循证医学研究证据，临床医师应结合毒（药）物相对分子质量大小、溶解度、半衰期、分布容积、蛋白结合率、内源性清除率（包括肾、肝等）、药（毒）代动力学及临床经验等因素，结合中毒严重程度、并发症和治疗费用，决定是否进行血液净化治疗及其模式选择。

（3）特效解毒剂的应用及对症支持治疗

院前处理

①如果误服强碱药物，则应该给患者喝柠檬汁、食醋、橘汁等，不要催吐，否则会给患者的消化道带来二次损伤，迅速送医院。②如果误服腐蚀性的药物或液体，可以给患者服用牛奶、豆浆等减轻对消化道的腐蚀，不要催吐，否则会给患者的消化道带来二次损伤，迅速送医院。③如果误服农药、玻璃水等，则应给患者服用大量清水稀释毒物并可用手指、压舌板、筷子刺激咽后壁或舌根诱发呕吐，未见效时，饮温水 200～300 毫升，然后再用上述方法刺激呕吐，如此反复进行，迅速送医院。

误服毒物后果严重，应重在预防，加强毒物管理，加强防毒宣传。

郑州大学第一附属医院急诊室ICU　兰超

百草枯中毒严重吗？

　　百草枯是速效触杀型除草剂，又称对草快、杀草快，俗名"一扫光"，属于联苯吡啶类化合物，喷洒后快速发挥作用，接触土壤后迅速失活，在土壤中无残留。百草枯是世界除草剂市场上第二大产品，已在100多个国家登记注册使用。百草枯属于低毒类除草剂，动物实验显示其为中等毒性，但对人毒性却极大，成人估计致死量20%水溶液为5～15毫升，也就是"一口量"。因误服或自杀口服引起急性中毒屡有发生，近年呈上升趋势，尤其是在发展中国家较为突出，已成为农药中毒致死事件的常见病因。我国虽无百草枯中毒的正式统计资料，但根据诸多文献报道，目前百草枯中毒已是最常见的农药中毒之一，在有些医院急诊科已成为继有机磷农药中毒之后第二位、死亡绝对数第一位的农药中毒类型。百草枯中毒可累及全身多个脏器，严重时可导致多器官功能障碍综合征（MODS），其中肺是主要靶器官，可导致"百草枯肺"，早期表现为急性肺损伤或急性呼吸窘迫综合征（ARDS），后期则出现肺泡内和肺间质纤维化，是百草枯中毒患者致死的主要原因。百草枯中毒至今尚无有效解毒药物，许多治疗方法仍处于探索中，缺乏循证医学的证据，病死率高达 50% ～ 70%。

百草枯中毒常为口服自杀或误服中毒。百草枯可经消化道和呼吸道吸收，不易经完整的皮肤吸收，消化道是引起中毒的主要途径。

百草枯在人体的毒代动力学尚不清楚，多根据动物实验认知。百草枯经口摄入后在胃肠道中吸收率为 5% ～ 15%，吸收后 0.5 ～ 4.0 小时内血浆浓度达峰值，在体内分布广泛，几乎可分布到各个器官。百草枯与血浆蛋白结合很少，在肾小管中不被重吸收，以原形从肾排出。肾是中毒开始浓度最高的器官，也是百草枯排泄的主要器官，当肾功能受损时，百草枯清除率可以下降至 1/20 ～ 1/10。随着肺组织主动摄取和富集百草枯，口服后约 15 小时肺中浓度达峰值，肺组织百草枯浓度为血浆浓度的 10 ～ 90 倍。富含血液的肌肉组织中百草枯浓度也较高。肺和肌肉成为毒物储存库，达峰值后可缓慢释放进入血液，对各脏器造成二次损害。

百草枯中毒的毒理机制尚不明确，目前认为主要是脂质过氧化损伤，其中对于肺损伤主要机制多认为是氧化还原反应。

　　总体而言，百草枯有局部毒性和全身毒性，对所接触皮肤、黏膜的局部毒性呈浓度依赖性，而全身毒性则主要呈剂量依赖性。

百草枯中毒急救措施：

（1）阻止毒物继续吸收

①催吐、洗胃、吸附：在院前可刺激咽喉部催吐，一经发现立即给予催吐并口服白陶土悬液，或者就地取材口服泥浆水 100 ～ 200 毫升，院内则应争分夺秒洗胃，彻底洗胃后可频服漂白土或活性炭，达到吸附肠内毒物的目的。②导泻：用 20% 甘露醇、硫酸钠或硫酸镁等导泻，促进肠道毒物的排出，减少吸收。③清洗：尽快脱去污染的衣物，用肥皂水彻底清洗污染的皮肤毛发，眼部受污染时即用清水冲洗 15 分钟以上。

（2）促进毒物排出

1）补液利尿 急性百草枯中毒患者存在一定程度的脱水，适当补液联合静脉注射利尿剂有利于维持适当的循环血量与尿量，对于肾功能的维护及百草枯的排泄可能有益。

2）血液净化 血液灌流（HP）和血液透析（HD）是目前清除血液循环中毒物的常用方法，但用于百草枯中毒，两者疗效尚存争议。

3）药物治疗 目前临床应用的药物主要是防治靶器官肺的损伤，常用药物主要包括糖皮质激素、免疫抑制剂、抗氧化剂等。

4）其他 对症支持治疗。

因此，百草枯对于人类来说是剧毒类农药，"一口量"即可致命，且无特效解毒剂，可谓"一枯难回"。且百草枯中毒后患者往往处于清醒状态，过程异常痛苦，江湖传言"百草枯给您后悔的时间，却不给您活下去的机会"，此言非虚。所以，珍爱生命，远离百草枯!

郑州大学第一附属医院急诊室ICU　兰超

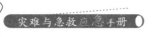

4 发芽马铃薯炒熟煮透后食用会中毒吗?

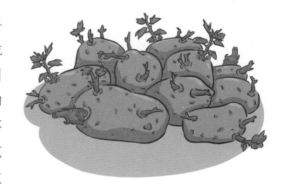

现代药理学发现,马铃薯等茄科植物含有龙葵素,马铃薯各部分中龙葵素的含量差别很大,储存不当而引起发芽或皮肉变绿发紫时,龙葵素的含量显著增加。当马铃薯块茎中龙葵碱糖苷含量达 0.10～0.15 毫克／千克时,食用有明显的苦味;含量超过 0.20 毫克／千克时,可能导致死亡,对人的致死量为 3 毫克／千克。食用马铃薯中毒和死亡事例在国内外有大量报道。

马铃薯放久了会变绿、会发芽,吃起来涩涩的,常有网友问发芽马铃薯削皮深一些,煮时间久一些还会中毒吗?如何判断是否中毒了?急性中毒如何急救处理?本文根据药理学和急诊临床经验,给大家一些靠谱的建议。

(1) 马铃薯毒素

其致毒成分为茄碱,又称龙葵素,分子式为 $C_{45}H_{73}O_{15}N$。它是一种有毒的弱碱性糖苷生物碱,主要是以茄啶为糖苷配基构成的茄碱和卡茄碱,共计 6 种不同的糖苷生物碱。糖苷生物碱的致毒机制主要是通过抑制胆碱酯酶的活性引起中毒反应。胆碱酯酶是水解乙酰胆碱为乙酸盐和胆碱的酶。胆碱酯酶被抑制失活后,造成乙酰胆碱的累积，致使神经兴奋增强，引起胃肠肌肉痉挛等一系列中毒症状。病理变化主要为急性脑水肿，其次是胃肠炎，肺、肝、心肌和肾皮质水肿。龙葵素可溶于水，遇醋酸极易分解，高热、煮透亦能解毒。具有腐蚀性、溶血性，并对运动中枢及呼吸中枢有麻痹作用。

（2）中毒症状

①消化系统症状，食后咽喉部及口腔灼烧、恶心、呕吐、腹痛、腹泻，或口腔干燥、喉部紧缩。②神经系统症状，耳鸣、畏光、头痛、眩晕、发热、瞳孔散大、呼吸困难、颜面青紫、口唇及四肢末端呈黑色。严重可出现昏迷、抽搐，最后可因呼吸中枢麻痹而死亡。如果发病是在食用大量未去皮、表面青紫、发芽的马铃薯后数小时内，并且体格检查及辅助检查无其他异常，需要考虑马铃薯中毒可能。

（3）中毒后如何急救

发现中毒症状后建议迅速拨打"120"寻求专业救助，如果症状较轻，建议您大量饮用淡盐水、绿豆汤、食醋等解毒；如果中毒较重，建议用筷子、手指等刺激舌根催吐，尽量使胃内尚未吸收的毒素排出（自行催吐有呛咳窒息风险）；如果患者已经昏迷，需要采取侧卧或头偏向一侧体位，保持气道通畅；如果呼吸衰竭，需要吸氧；如果出现低血压休克，需要迅速建立静脉通道维持血压、补充水电解质并迅速送医院进行专业救治。

中医认为，马铃薯具有清热解毒，消瘀散结，和胃调中，健脾益气的功效，是餐桌上不可或缺的食材。储存不当而引起发芽或皮肉变绿发紫时，龙葵素的含量显著增加。因此建议您用科学的方法食用马铃薯。在处理马铃薯时，对已发芽发青部位及腐烂部分应彻底清除。去皮后把马铃薯切成小块，在冷水中浸泡 0.5 小时以上，使残存的龙葵素溶解在水中。利用龙葵素具有弱碱性的特点，在烧马铃薯时加入适量米醋，利用醋的酸性作用来分解龙葵素，可解毒。烹饪马铃薯利用长时间的高温，起到部分分解龙葵素的作用。若吃马铃薯时口中有点发麻的感觉，表明其中还含有较多的龙葵素，应立即停止食用，以防中毒。如果出现中毒症状，建议您及时寻求专业人员救助。

河南省人民医院急诊内科　秦历杰

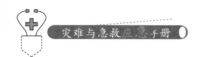

5

砷（砒霜）中毒如何处理？

赫赫有名的毒药"鹤顶红""砒霜"，只在古装影视剧中才有吗？中毒后真的会立刻"七窍流血"而亡吗？

砷，俗称砒，是一种非金属元素，广泛存在于自然界，多被运用在农药、除草剂、杀虫剂等的制作中。而其化合物中的三氧化二砷是一种毒性很强的物质，俗称砒霜，又名鹤顶红。据说历史上清光绪皇帝、拿破仑就是砒霜中毒而亡。传说中使白娘子现原形的雄黄酒里的主要成分也是砒霜。砒霜为白色粉末状，没有特殊气味，其外观与面粉、淀粉相近，并且砒霜遇水后迅速融化，不易被人察觉，往往容易误食中毒，引起消化道出血，甚至呼吸、循环衰竭而死亡。如发生了急性砷中毒，我们应该做些什么呢？下面我们就一起来了解一下砷中毒及砷中毒的处理。

（1）砷中毒

砷中毒与剂量关系密切，人类暴露于自然来源的砷，例如从岩石和土壤浸入饮用水中的砷时，并不会导致砷中毒，因为其毒性微不足道；小剂量的慢性砷接触可导致亚急性毒性反应，包括中毒性肝炎、皮肤癌等；急性大剂量的砷接触可以导致全身中毒症状，甚至死亡。除此之外，临床上可见工人职业性接触砷化物、服用雄黄酒及恶性投毒事件等急性砷中毒案例。

急性砷中毒后，患者常常于中毒后15～30分钟出现类似急性胃肠炎的表现，如上腹部不适、恶心、呕吐，严重时呕出血性液体（影视剧中常用"七窍流血"的画面夸张地表现这一症状），腹泻、腹痛，并且伴有口渴不适、抽搐等症状，严重时导致休克，急性呼吸、循环衰竭，甚至死亡。

（2）砷中毒的急救处理

①若为皮肤接触，应该迅速脱离现场至空气新鲜处，保持呼吸道畅通，应脱去被污染的衣物，用肥皂水和清水彻底冲洗接触皮肤。②不慎接触眼睛时，用流动清水或生理盐水冲洗眼睛。③如果怀疑患者误食中毒，可让患者饮用大量清水或牛奶，将手指伸入舌根部，刺激患者呕吐，反复多次，

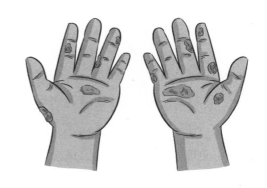

直到吐出的物质颜色如水样为止（此为急救时可考虑的处理，要注意防止误吸）。无论哪种接触方式，都应该在尽可能短的时间内送至医院，由医护人员进行砷中毒的相关治疗。

（3）砷中毒的治疗

1）**立即清除毒物，阻止毒物吸收** 洗胃是迅速清除胃内毒物的有效办法，最好在服毒后6小时内进行，越早洗胃吸收越少，效果越好，但超过6小时，由于部分毒物仍可滞留在胃内，故仍需要进行洗胃。洗胃后从胃管内注入导泻剂及胃黏膜保护剂，可降低胃内残余毒物的毒性作用，保护胃黏膜，促进毒物的排泄，防止毒物的再吸收。有条件的医院，可在24小时内进行血液透析和灌流，它能有效地清除已经吸收入血液的毒物，效果较好。

2）**特效解毒剂的应用** 二巯基丙醇为砷化合物的特效解毒剂，《为了六十一个阶级兄弟》讲的就是寻找这种特效解毒剂的故事。它具有较好的结合砷的效果，应尽早使用，效果可以称得上是立竿见影。

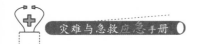

3）预防并发症　砷中毒患者很容易因为腹泻、呕吐等发生休克，造成心脏供血不足，加上砷对心脏的直接损伤，极易诱发心律失常，所以应密切观察患者的心率和血压等情况，给予补液对症治疗。如患者抽搐发作时，应使患者头偏向一侧，用软垫置于上下牙齿之间，以防舌咬伤及呕吐物吸入肺内的情况出现，并使用止痉药物如安定等终止抽搐。

　　总之，在现实生活中，自然剂量的砷对人体影响有限，但当砷的剂量过大，会对人体造成一系列毒性反应，甚至出现死亡。当高度怀疑砷中毒时，应积极采取大量饮水、催吐等方式进行急救，并且尽快送医院进一步治疗。

四川大学华西医院急诊科　刘英　曹钰

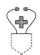

曼陀罗中毒不少见——如何处理?

在武侠小说中曼陀罗是一种神秘并有剧毒的植物,并且传说中的蒙汗药就是由曼陀罗制成的。那么我们在日常生活中会遇到曼陀罗中毒吗?应该如何处理?

曼陀罗其实并不神秘,在我们生活的周围都可能生长有这种植物。曼陀罗虽有毒性,但它其实是一种历史悠久的中药。当然,若使用不当或误食会导致中毒。下面我们就来认识一下曼陀罗,以避免意外中毒,并了解如何处理曼陀罗中毒。

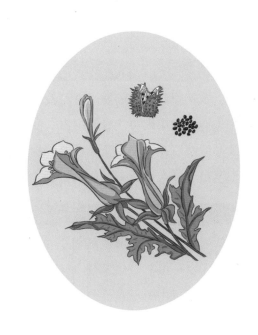

(1)曼陀罗的形态和生长习性

曼陀罗,学名为 Datura stramonium linn.,又名曼荼罗、满达、曼扎、曼达、醉心花、狗核桃、洋金花、枫茄花、万桃花、闹羊花、大喇叭花、山茄子,是茄科曼陀罗属的一年生直立草本植物。曼陀罗原产于温热带地区,在全世界均有分布，我国以华南地区最为常见。曼陀罗喜欢生长在温暖、向阳及排水良好的砂质土壤里，如向阳山坡、草地、林缘、河岸。曼陀罗的花期为 6～8 月，其花朵大而美丽，颜色多样，形似大的牵牛花，常作为观赏植物；果期为 7～11 月，果实呈卵状，表面有坚硬针刺或有时无刺而近平滑，成熟后呈淡黄色，从顶端向下作规则的 4 瓣裂，种子呈黑色，稍扁卵圆形。

（2）曼陀罗的药用价值

曼陀罗的花和果实均可入药，据考证华佗使用的"麻沸散"中的主要有效成分就是曼陀罗，而传说中的蒙汗药也主要是由曼陀罗所制成。《本草纲目》中记载洋金花（白花曼陀罗的干燥花）用治"风及寒湿脚气，煎汤洗之，又主惊痫及脱肛；并入麻药"。在现代医学上，曼陀罗的提取物可用于镇静、镇痛、抗癫痫、治疗哮喘、吗啡戒断等方面。在农业上曼陀罗还可用于杀虫和抑菌。

（3）曼陀罗中毒的原因

曼陀罗作为中药使用时若没有经过适当的炮制（如加热、醋制），如用花或种子泡酒服用则可能导致中毒。而生活中更常见于误食所导致的中毒：曼陀罗花朵形似南瓜花、牵牛花和秋葵；种子与芝麻比较类似；幼苗易于被误认成野菜；根茎易于被误认成"野萝卜"。

（4）曼陀罗的毒性及中毒表现

曼陀罗全草均具有毒性，尤其以种子毒性最大，嫩叶次之。成人误食曼陀罗种子 2～30 粒，或果实 1/4 枚，或干花 1～30 克可导致中毒；儿童服用 3～8 粒种子即可中毒。曼陀罗的主要毒性成分为具有抗胆碱特性的东莨菪碱、莨菪碱、阿托品等生物碱，三者的比例随植物产地和季节不同而变化。其中毒机制在于阻断 M 型胆碱受体（毒蕈碱样受体），从而阻断副交感神经节后纤维所支配效应器。口服曼陀罗后一般 20～30 分钟出现中毒症状，临床表现为抗胆碱能综合征。①抑制腺体分泌，尤其是唾液腺和汗腺，患者出现口干、无汗。②松弛瞳孔括约肌和睫状肌，导致瞳孔扩大，眼内压力升高及调节麻痹（视近物模糊不清）。③松弛内脏平滑肌，抑制胃肠蠕动，并可导致尿潴留。④阻断迷走神经，导致心率增快。⑤扩张血管，导致皮肤潮红，同时由于排汗抑制，可出现体温升高。⑥对于中枢神经系统表现为先兴奋后抑制，患者常出现不同程度的头痛、头昏、共济失调，然后出现烦躁不安、谵妄、幻觉、阵发性抽搐及痉挛，严重者出现昏迷及呼吸麻痹，甚至死亡。由于曼陀罗中东莨菪碱含量常最高，而其中枢效应最为明显，常掩盖其他症状而导致误诊或漏诊。

（5）曼陀罗中毒的诊断

根据接触史（注意搜寻有无服用"药酒、野果或野菜"），抗胆碱能综合征及精神症状，洗胃液中发现曼陀罗种子等成分，诊断性治疗（使用胆碱酯酶抑制剂如新斯的明注射后未出现出汗、唾液增多等表现）可做出临床诊断。实验室检查可采集患者尿液做阿托品定性试验，即把尿液加少许硝酸在水浴上蒸干，再加 1 滴氢氧化钾乙醇溶液，若呈紫罗兰色，并很快变为红色，则为阿托品类中毒。还有一种较为简便的方法为"猫眼试验"：即取患者尿液 1 滴滴入猫眼，如瞳孔散大则考虑阿托品类中毒。确诊可采取高效液相色谱法、生物碱比色法等测定曼陀罗中的生物碱成分，但基层医院难以开展。鉴别诊断包括中枢神经系统感染、脑卒中等。

（6）曼陀罗中毒的处理

①清除毒物：催吐、洗胃、导泄和灌肠，洗胃液可选择 1 ： 5 000 高锰酸钾或 1% ～ 3% 鞣酸。②对抗 M 型胆碱受体阻断作用：可予以毛果芸香碱、毒扁豆碱、新斯的明等胆碱酯酶抑制剂。如新斯的明每次 0.5 ～ 1.0 毫克肌内注射，直至瞳孔恢复正常大小、对光反射出现、口腔黏膜湿润为止，最大剂量每日不超过 5 毫克。③对症治疗：烦躁不安或惊厥时可给予镇静药物（如苯二氮䓬类等），但忌用吗啡或长效巴比妥类，以免增加中枢神经的抑制作用。对于出现有呼吸抑制的患者，要做好气道保护，防止误吸，必要时应建立人工气道（如气管插管）并予以机械通气。对于高热患者，予以物理降温（如冰袋）及补液（静脉滴注常温液体也有降温的作用），若无缓解可使用药物降温。

四川大学华西医院急诊科　蒋臻　曹钰

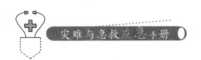

亚硝酸盐中毒如何处理？

（1）什么是亚硝酸盐？

主要成分是亚硝酸钠，外观和味道均与食盐相似，在肉类制品加工业中被允许作为保色剂限量使用，在临床中可用于氰化物中毒的治疗。某些食物如新近腌制的咸菜、变质或放置过久的煮熟蔬菜中均含有较多的亚硝酸盐。此外，小白菜、芹菜、韭菜等叶菜类、苦井水中含有较多硝酸盐，食用后经肠道细菌还原也可生成亚硝酸盐。

（2）为什么会中毒？

亚硝酸盐中毒主要是由于摄入过多或误服工业用亚硝酸盐而致，前者相对来说病情较缓和。如为后者引起的亚硝酸盐中毒则不但病情重，且起病快，一般来说，亚硝酸盐摄入 0.2～0.5 克即可引起中毒。

（3）怎样避免中毒？

防止错把亚硝酸盐当食盐或碱面用。蔬菜应妥善保存，防止腐烂，不吃腐烂的蔬菜。食剩的熟菜不可在高温下存放长时间后再食用。勿食大量刚腌的菜，腌菜时盐应多放，至少腌至 15 天以上再食用。不要在短时间内吃大量叶菜类蔬菜，或先用开水浸 5 分钟，弃汤后再烹调。肉制品中硝酸盐和亚硝酸盐用量要严格按国家卫生标准规定，不可多加；苦井水勿用于煮粥，尤其勿存放过夜。

（4）中毒后的表现

亚硝酸盐中毒起病急，潜伏期多为 1～3 小时，短者 10～15 分钟，长者可达 20 小时。中毒特征性表现为皮肤黏膜发绀，在口唇、舌尖、指尖等部位出现青紫，重者出现面部及全身皮肤青紫，多出现于缺氧症状之前，且程度与呼吸困难往往不成比例。缺氧为常见症状，但严重程度主要取决于高铁血红蛋白浓度、发病速度及机

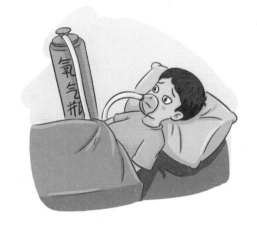

体代偿能力。轻者除口唇发绀外可无其他明显症状；当高铁血红蛋白浓度达 40% 时，患者可出现呼吸困难、乏力、头昏、心悸、血压下降等表现；一旦高铁血红蛋白浓度超过 60%，可出现惊厥、昏迷及循环衰竭等严重临床症状。其他常见症状还包括胃肠道刺激症状，如恶心、呕吐、腹痛、腹泻等。

（5）中毒后一般治疗

轻症患者无须特殊处理。大量饮水后一半可以自行恢复。中毒程度重的及时送医院，及早通过催吐、洗胃、导泻、灌肠等方法清除体内尚未吸收的亚硝酸盐。对症支持处理：常规给予吸氧，提高氧分压。若出现缺氧性脑病可考虑进行高压氧治疗；若出现昏迷、肺水肿，应及时予以气管插管及机械通气进行支持；若出现低血压应积极补液扩容，必要时加用血管活性药物，同时应纠正心律失常。

（6）特效解毒剂治疗

亚甲蓝（methylene blue），又名美蓝，适用于中、重度中毒患者。亚甲蓝为还原氧化剂，低剂量（1～2 毫克 / 千克）时对血红蛋白具有还原性。具体用法为：1% 亚甲蓝 1～2 毫克 / 千克，加入 25% 葡萄糖注射液 20～40 毫升稀释，10～15 分钟缓慢静脉注射。若使用后 30～60 分钟，皮肤黏膜紫绀仍不消退，可重复用药。其他具有还原性的药物，如维生素 C。

四川大学华西医院急诊科　曹钰

8

灭鼠药中毒——如此常见，误服有毒食物最多见，如何处理？

灭鼠药是指可以杀死啮齿类动物的化合物。根据灭鼠药的毒理机制，可将灭鼠药分为抗凝血药物、兴奋中枢神经系统药物和其他药物。早在 20 世纪 70 年代，我国已明令禁止生产、销售兴奋中枢神经系统灭鼠药，但仍有少数自服或误服兴奋中枢神经系统灭鼠药的报道。另外，随着抗凝血灭鼠药在农牧业和生活中广泛应用，抗凝血灭鼠药中毒事件也日益增多。因此，充分了解灭鼠药的作用机制及临床表现，加强防毒宣传及毒物管理，可有效减少灭鼠药中毒事件的发生。

（1）灭鼠药中毒常见的病因

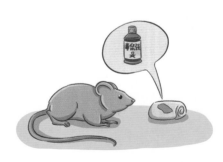

①误食、误吸、误用灭鼠药制成的毒饵。②有意服毒或投毒。③二次中毒。灭鼠药被动植物摄取后，以原形形式存留其体内，当人食用或使用中毒的动物或植物后，造成二次中毒（毒鼠强、氟乙酰胺易造成二次中毒）。④皮肤接触或呼吸道吸入。在生产加工过程中，经皮肤接触或呼吸道吸入引起中毒。

（2）灭鼠药毒理机制及临床特点

1）毒鼠强　作为一种神经毒素能引起致命性的抽搐，是最危险的灭鼠剂之一，其毒性比氰化钾强 100 倍，对人的致死剂量为 0.1～0.2 毫克／千克。中毒后数分钟至半小时发病，机制为拮抗中枢神经系统抑制性神经递质，主要表现为兴奋性中枢神经系统症状，具有强烈的致惊厥样大发作。轻度中毒表现为头痛、头晕、乏力、恶心、呕吐、口唇麻木、醉酒感。重度中毒表现为突然晕倒，癫痫样大发作，发作时全身抽搐、口吐白沫、小便失禁、意识丧失。

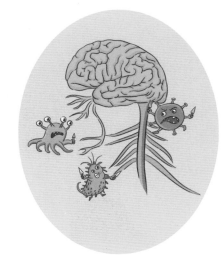

2）**氟乙酰胺**　对人致死量为 1～5 毫克，其潜伏期短，起病迅速，主要机制为干扰能量代谢——三羧酸循环，使柠檬酸堆积、丙酮酸代谢受阻，导致心、脑、肺、肝和肾细胞发生变性、坏死，出现与毒鼠强相似的中毒症状，包括烦躁不安、全身强直性或间歇性痉挛、抽搐、昏迷，还可出现头痛、头晕、恶心、呕吐、上腹痛、瞳孔缩小、二便失禁、心律失常、心肺功能衰竭等。

3）**溴鼠隆**　作为一种抗凝血剧毒灭鼠药，可干扰肝脏利用维生素 K_1，从而抑制凝血因子及凝血酶原的合成，导致凝血时间延长。临床主要表现为不明原因的出血，包括皮下广泛出血、血尿、鼻和牙龈出血、咯血、呕血、便血和脑出血等。

（3）急救治疗

1）**清除毒物，减少毒物吸收**　皮肤污染者，更换受污染衣物，用清水彻底清洗；吸入中毒者应立即转移至空气新鲜处。

2）**紧急复苏，对症支持治疗**　急性中毒昏迷患者，应保持呼吸道畅通，维持呼吸、循环功能，严重中毒者出现心搏骤停、休克、循环衰竭、呼吸衰竭、肾衰竭，水电解质、酸碱平衡紊乱时，立即给予有效的急救措施，稳定生命体征。同时积极给予镇静止痉、预防脑水肿等对症支持治疗。

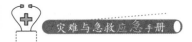
3）清除体内尚未吸收的毒物 ①催吐：对于神志清楚的合作患者，可用手指、筷子或压舌板刺激咽后壁或舌根部诱发呕吐，未见效时，饮温开水

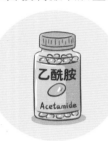

200～300毫升，再用上述方法，如此反复进行，直到呕吐出清亮胃内容物。对于处于昏迷、惊厥或吞服腐蚀性鼠药的患者，催吐可引起出血、食管撕裂、胃穿孔等并发症，禁忌催吐。

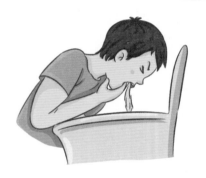

②洗胃：用于口服毒物1小时以内者；对服用吸收缓慢的毒物、胃蠕动功能减弱者，服毒4～6小时后仍应洗胃。洗胃时应根据毒物种类选择合适的洗胃液进行洗胃。③导泻：洗胃后，灌入泻药以清除肠道内毒物。

4）促进已经吸收的毒物排除 对于毒鼠强及氟乙酰胺重度中毒患者可采用血液净化（血液灌流、血液透析）加速毒物排除体外。

5）解毒药物应用 ①对于氟乙酰胺中毒患者，应尽早给予特效解毒剂——乙酰胺。②对于溴鼠隆等抗凝血灭鼠药中毒患者，可给予特效拮抗剂维生素K_1，严重者给予成分输血补充血容量，或输注凝血酶原复合浓缩物迅速止血。目前尚无毒鼠强特效治疗药物。

郑州大学第一附属医院综合ICU 张晓娟 孙同文

毒蛇咬伤后如何急救处理？

全世界共有 3 340 多种蛇类，毒蛇超过 660 种，致命性毒蛇近 200 种，我国有 200 余种蛇类，其中毒蛇 60 余种，剧毒类 10 余种。蛇咬伤多发生在 4～10 月，热带、亚热带地区一年四季均可能发生。

（1）毒蛇咬伤后的急救处理

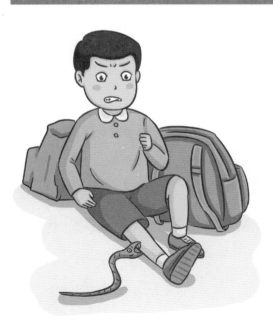

1）被蛇咬后，切勿慌张，不要大喊、尖叫，以免惊扰蛇，引起二次被咬，不要奔跑，尽量减少活动，延缓毒素扩散、吸收。

2）被蛇咬后立即远离被蛇咬的地方，如蛇咬住不放，可用棍棒或其他工具促使其离开；水中被蛇（如海蛇）咬伤应立即将受伤者移送到岸边或船上，以免发生淹溺。

3）一般情况下切勿切开、用口吸吮或挤压伤口，但如有吸吮器，可使用吸吮器吸允伤口。

4）可用火柴、打火机或烟头等烧灼伤口，破坏蛇毒，减少吸收；也可用1：1 000 高锰酸钾溶液进行伤口内冲洗以破坏蛇毒。

5）去除受伤肢体的各种受限物品，如戒指、手镯／脚链、手表、较紧的衣／裤袖、鞋子等，以免因后续的肿胀导致无法取出，加重局部伤害。

6）将患肢放低，可用手帕、衣物等从伤口近心端 2～3 厘米向远心端包扎患肢，松紧度以能插入小手指为宜。不宜使用绳子缚扎患肢。

7）被蛇咬伤后切勿饮酒。

8）记录蛇的资料（包括被蛇咬伤的地点及环境、蛇的大小、长短、颜色、蛇形、蛇头、蛇体等），有条件最好拍摄该蛇的照片。如蛇已被打死，将蛇带至医院。但如蛇仍活着，不要去活捉蛇；可设法将其打死，以免再次被咬。

9）拨打"120"求救，尽快到就近医院救治（不要等待症状发作以确定是否中毒，而应该立即送医院急诊处理）。

（2）如何避免蛇咬伤？

必须了解当地的蛇种，了解蛇喜欢居住和隐藏的地方，每年的什么季节、白天或晚上、什么样的天气它们最有可能出来活动。许多蛇种主要是夜间活动或夜间捕食，如金环蛇；但是有些蛇种主要是在白天活动。在雨后、洪涝时期、收割的季节及晚上都要特别警惕被蛇咬伤。蛇并不喜欢捕获大型动物，如人类，所以人们要给机会让蛇爬开，如遇蛇爬行，应从蛇爬行的垂直方向走开。对研究和饲养毒蛇者，应严防毒蛇逃溜，决不可用手捉蛇，而必须用夹子夹住毒蛇头部，按住头部不动，再做处理。被蛇咬伤风险的职业，比如水稻种植业和养鱼业，需要穿好防护衣（鞋），而大家在野外时最好穿长袖上衣、长裤及鞋袜。毒蛇死后，被其毒牙刮伤时仍可被注射毒液，故不要触碰死蛇的毒牙。

广西医科大学第二附属医院　张剑锋

10

什么是一氧化碳中毒？

降温和寒流的来袭，天气变得寒冷，大家总想吃点热乎暖胃的，那么火锅就成了大众的最爱。在冬季，急诊科接到一氧化碳中毒的患者比其他季节要多出3～5倍，患者大多数是因为吃炭火锅、用燃气热水器洗澡等前来就医。那么为什么一氧化碳为何有如此大的"伤害"？人们在不知不觉之中就已经"中毒"了呢？下面我们就一起学习下关于一氧化碳中毒的急救小常识。

一氧化碳中毒即我们俗称的煤气中毒。一氧化碳是一种无色无味、无影无踪，喜欢在密封、狭小的地方集结的一种气体。它是因为含碳的物质不完全燃烧而产生，比如燃烧不全的煤球、木炭及汽车尾气等，当它侵入人体后，会强行拆离血红蛋白和氧气这一对朋友，把氧气迅速赶跑，再和血红蛋白结合，而一氧化碳对血红蛋白的亲和力比氧气高200倍，结合后很难被分开。这样一来，人体中的氧气结合血红蛋白的浓度不断下降，一氧化碳结合血红蛋白浓度不断升高，人体逐渐会出现不适的症状，这就是我们所说的一氧化碳中毒。

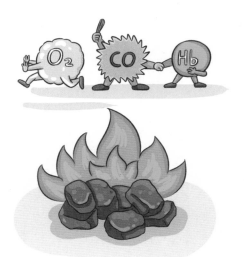

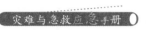

　　下面详细给大家介绍一下一氧化碳中毒的主要来源。①生活性：常见家庭烧炭取暖、燃气热水器洗澡、煮饭使用的煤炉等。②职业性：尤其冶炼工业，可燃气生产、储存、运输、使用及废气排放，汽车修理，化工等作业。③此外，还有罕见的以吸入一氧化碳为自杀手段的报道。其中中毒的最主要因素是在密闭空间里吸入较多一氧化碳引起的。微量的一氧化碳在吸入人体的肺部后，会迅速与肺部的血红蛋白"结合"，那么大脑就得不到充足的氧气，血红蛋白停止输送氧气后，大脑组织没有充足的氧气供应，就会出现头晕、乏力等症状。吸入一氧化碳过多，或在短时间内吸入高浓度的一氧化碳，会出现深度昏迷、各种反射消失、大小便失禁、四肢发冷、血压下降、呼吸急促、会很快死亡。

　　所以我们在利用煤火、炭火取暖，吃木炭火锅，使用燃气热水器洗澡等情况下若出现这些轻度一氧化碳中毒的症状，应立即打开门窗，让患者到空气流通的开阔地，患者的症状很快就会好转，若症状仍不见好转一定要及时就医！

　　希望大家能够时刻绷紧安全意识，科学取暖，对一氧化碳中毒采取更为有力的防范措施。切记，您的任何一点疏忽大意，都会让这个无形的杀手有可乘之机！

　　　　哈尔滨医科大学附属第一医院　井玲

11

一氧化碳中毒有哪些症状？

上一小节我们讲述了一氧化碳中毒是因为一氧化碳拆散了氧气与血红蛋白这对朋友，一氧化碳与血红蛋白结合成碳氧血红蛋白（HbCO），导致血红蛋白无法给人体输送氧气，因此一氧化碳中毒的表现主要为缺氧，根据碳氧血红蛋白的饱和度可分为轻、中、重 3 型。

（1）轻型

中毒时间短，血液中碳氧血红蛋白为 10%～20%。表现为中毒的早期症状，头痛、眩晕、心悸、恶心、呕吐、四肢无力，甚至出现短暂的昏厥，一般神志尚清醒，此时家属要迅速打开门窗，让患者到空气流通的开阔地，吸入新鲜空气，脱离中毒环境后，症状迅速消失，一般不留后遗症。

（2）中型

中毒时间稍长，血液中碳氧血红蛋白占 30%～40%，人们会出现嗜睡状，全身软弱乏力，恶心、呕吐，头晕很厉害，甚至轻度昏迷，皮肤和黏膜可呈现煤气中毒特有的樱桃红色。此时除了迅速脱离中毒环境外，还要及时到医院就医，如抢救及时，可迅速清醒，几天内完全恢复，一般无后遗症状。

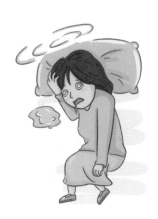

（3）重型

发现时间过晚，吸入煤气过多，或在短时间内吸入高浓度的一氧化碳，血液碳氧血红蛋白浓度常在50%以上，患者呈现深度昏迷，各种反射消失，大小便失禁，四肢冰冷，血压下降，呼吸急促，会很快死亡。一般昏迷时间越长，预后越严重，常留有痴呆、记忆力和理解力减退、肢体瘫痪等后遗症。

那么，说了这么多一氧化碳中毒的症状，我们到底该怎样预防一氧化碳中毒事件的发生呢？

用煤炭取暖的住户，居室内火炉要安装烟囱，烟囱结构要严密，排烟排气良好；没有烟囱的煤炉，夜间要放在室外。空气湿度大、气压低的天气应格外注意，室内门窗不要封闭过严。

使用管道煤气时，要防止管道老化、跑气、漏气，烧煮时防止火焰被扑灭，导致煤气溢出。

不使用淘汰热水器，如直排式热水器和烟道式热水器，这两种热水器都是国家明文规定禁止生产和销售的；不使用超期服役热水器；安装热水器最好请专业人士安装，不得自行安装、拆除、改装燃具。冬天洗澡时浴室门窗不要紧闭，洗澡时间不要过长。

使用燃气热水器时，禁止将燃气热水器安装在洗浴房间内，应将其安装在洗浴房间外靠近窗户的地方或室外。尽量使用烟道式燃气热水器，且要经常对燃气热水器和排气扇进行检查维护。

不要在密闭的室内吃炭火锅、点炭火盆。

开车时，不要让发动机长时间空转；车在停驶时，不要过久地开放空调机；即使是在行驶中，也应经常打开车窗，让车内外空气产生对流，感觉不适即停车休息；驾驶或乘坐空调车如感到头晕、发沉、四肢无力时，应及时开窗呼吸新鲜空气；不要躺在车门车窗紧闭、开着空调的汽车内睡觉；长途行车，开内循环，定时开窗通风。

有条件的情况下，在可能产生一氧化碳的区域安装一氧化碳报警器。

哈尔滨医科大学附属第一医院　井玲

12

北方冬天的危机——煤气中毒如何急救？

　　北方冬天，尤其进入寒冬，部分家庭会生煤炉或烧柴火来取暖，很容易导致煤气中毒，并且煤气无色、无味、看不见、摸不着，产生思想麻痹后不易察觉。那么煤气中毒后如何急救呢？

　　让我们从两例煤气中毒后错误处理方法的案例讲起。一位母亲发现儿子和儿媳煤气中毒，她迅速将儿子从被窝里拽出放在院子里，并用冷水泼在儿子身上。当她欲将儿媳从被窝里拽出时，救护车已来到，儿子因缺氧加寒冷刺激，呼吸心跳停止，命归黄泉。儿媳则经医院抢救脱离了危险。另有一爷孙二人同时煤气中毒，村子里的人将两人抬到屋外，未加任何保暖措施。抬出时两人都有呼吸，待救护车来到时爷爷已气断身亡，孙子因严重缺氧导致心、脑、肾多脏器损伤，两天后死亡。从这两个案例中，我们要知道寒冷刺激不仅会加重缺氧，更能导致末梢循环障碍，诱发休克和死亡。下面讲一下正确的急救措施。

　　（1）立即拨打"120"求救电话。

　　（2）现场急救：打开门窗，流通空气，切勿点火（点灯和手机也应该注意），将患者移至通风良好、空气新鲜的地方，一定要注意保暖，禁忌将患者置于寒冷环境中。检查患者的呼吸道是否畅通，发现鼻、口中有呕吐物、分泌物应立即清除。如果呼吸停止，要立即进行口对口人工呼吸：让患者仰卧，解开衣领和紧身衣服，一只手紧捏鼻孔，另一只手托起下颌使其头部充分后仰，并用这只手翻开

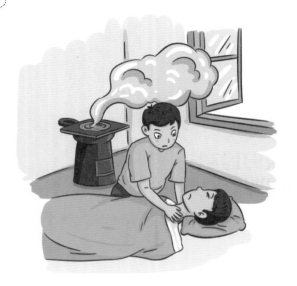

嘴唇，吸足一口气，用口部包裹住患者口部（有条件可用纱布或呼吸膜隔开）对准嘴部大口吹气，吹气停止后，立即放松捏鼻的手，让气体从肺部排出。如此反复进行。每分钟成人 14～16 次，儿童 18～24 次，婴幼儿 30 次。人工呼吸的同时做胸外心脏按压。

（3）给患者盖上大衣、毛毯或棉被，防止受寒发生感冒或肺炎。还可用手掌按摩患者躯体，在脚和下肢放置热水袋，促进吸入毒物的消除。

（4）对昏迷者可用针刺手心、脚心等穴位，促其苏醒。

（5）对中毒重的患者，为防止脑细胞软化与坏死，可采用全身降温办法，即将冰块包裹好放在头与躯干两则、四肢周围，一般 2 小时后可将体温降到 32 摄氏度左右，呼吸急促症状也能较快消除，一般 12 小时后瘫痪症状渐消，逐渐苏醒，肢体也可渐渐恢复活动。经现场或家庭短暂救治后，重度中毒患者应迅速送往医院抢救，千万不可耽搁，并应注意在运送患者途中不能中断急救措施。

到达医院后最重要的治疗措施就是供氧，吸入氧浓度越高，血内一氧化碳分离越多，排出越快。研究表明：血中一氧化碳减半时间，在室内需 200 分钟，吸入纯氧时需 40 分钟。故应用高压氧舱是治疗一氧化碳中毒最有效的方法。将患者置于高压氧舱内，经 30～60 分钟，血内碳氧血红蛋白可降为 0，并可不发生心脏损害。而中毒后 36 小时再行高压氧舱治疗，则收获不大。对呼吸困难的病例，在应用人工呼吸和给氧的时候，可酌情给予强心剂、呼吸兴奋剂、输液、输血、治疗休克及脑水肿，抗感染治疗。此外，人工冬眠降温疗法也有一定效果。

哈尔滨医科大学附属第一医院　井玲

13

如何早期正确识别中暑？

　　谈起中暑，我们首先想到的就是夏天在高温剧烈运动后引起的人体体温调节障碍，汗腺排汗功能受损，导致水盐代谢失衡。正常人体体温恒定在 37 摄氏度左右，当产热和散热的动态平衡被破坏后，热量排出受阻从而在体内蓄积（体温调节中枢失衡）最终进展为中暑。中暑作为一种在高温和高湿环境下由机体热平衡功能紊乱（体温调节中枢失衡）导致的热致急症，并不仅仅发生在夏天，还可发生在人员密集、通风差的场所，多见于体质虚弱者和老年患者。除了高温、烈日暴晒、高湿这些常见的环境因素影响外，工作强度过大或时间过长、睡眠不足、精神紧张、过度疲劳等均易导致中暑。

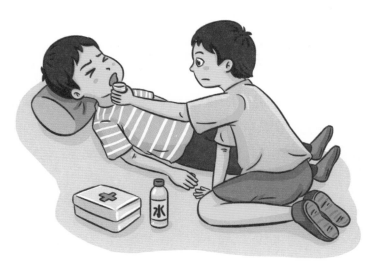

（1）中暑的分型

1）先兆中暑　人体长时间处在高温环境后，表现为头痛、头晕、口渴、多汗、四肢无力、注意力不集中、动作不协调等，体温正常或略有升高。

2）轻症中暑　先兆中暑的条件下再具备下列情况之一者：①皮肤：面色潮红、皮肤灼热。②呼吸：胸闷加剧、呼吸浅快。③体征：血压下降、脉搏细弱。④体温：高于 38.5 摄氏度。

3）重症中暑　重症中暑是情况最严重的一种，人体温度会高达 40 摄氏度，如果不及时救治将会危及生命，主要分为以下 3 种类型。①热痉挛：常见于机体大量出汗且仅补水未补盐者，是一种短暂、间歇发作的肌肉痉挛，以四肢肌肉多见，多对称可自行缓解。②热衰竭：此类型多发生于老年人群和短时间内未能适应高温的人群，主要症状表现为出冷汗、面色苍白、血压下降伴晕厥，此时机体体温正常或略有升高。③热射病：是 3 种中最严重的类型，病死率为 20%～80%，当高温引起体温调节功能失调时，体内热量过度积蓄，核心体温升高，导致多器官功能损害，其典型临床表现为高热、无汗、昏迷，核心体温达 40 摄氏度以上。出现意识障碍、嗜睡、昏迷、抽搐等中枢神经系统症状。

（2）中暑的识别

当人体在高温、高湿环境下长时间活动时，身体出现头痛、头晕、口渴、多汗、四肢无力、注意力不集中、动作不协调等先兆症状时须警惕中暑的发生。早期中暑症状出现时体温可正常或略有升高，若机体继续从事高温活动则发生中暑的风险将极大地增高。此外，当日平均气温＞30 摄氏度、相对湿度＞73％时，或气温及湿度中一项明显升高，此时中暑发生率增加，当日最高气温≥37 摄氏度时中暑人数急剧增加，须提高警惕，做好预防。除气象阈值外，根据温度和湿度计算得出了衡量体感温度的数值——热指数。热指数范围为 27～59，其与热射病的发病率呈正相关。当热指数＞41 时，热射病发病率增高；当热指数＞54，则极易发生热射病。

（3）中暑早期应对方法

重症中暑如热射病会引起身体多器官功能衰竭，如凝血障碍、肝肾功能衰竭、神经系统损伤，严重者可导致死亡，因此中暑后及时采取正确的治疗方法避免病情加重尤为关键。中暑者，应立即脱离热环境，解开上衣，使其平卧，将患者头偏向一侧，使呼吸道保持通畅。然后冷水反复擦拭皮肤，扇风，以带走热量。轻症、意识清楚者，口服凉盐水，多加休息。意识不清者，禁止给患者喂水，以免发生呕吐导致窒息死亡。

重症患者需立即送医就诊，尽快降温是整个救治过程中最关键的环节，运送过程中也应持续降温，可用毛巾冷敷、冰毯降温，但不应降温过快，体温低于38摄氏度后要停止一切冷敷。此外还要保持气道开放、静脉通路开放以便于补液、判断意识状态、监测生命体征：脉搏、血压、尿量。及时呼叫救护车，并与医院取得联系，说明病情，做好急救的准备。

总之，中暑是我们生活中常见的一种急性疾病，最好的治疗手法在于预防，所以夏季做好防暑准备才是关键。首先夏季外出运动时要多饮一些淡盐水，补充大量排汗所带来电解质及水分的损失。其次要保障充足睡眠和一个健康的身体。非必要，高温天气要尽可能减少外出，减少中暑、热射病发病概率。在室内保持自然通风或采用空调降温，不要让自己长期处于炎热的环境中。高温条件下作业的人员应当缩短连续工作时间，对老、弱、病、幼人群提供防降温指导，并采取必要的防护措施。

解放军总医院第八医学中心　王娇　张玉想

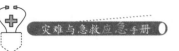
14

热射病可怕吗?

"热死了",一句在夏天被无数次重复的话,原来不仅仅是一句无心之语。每年因中暑死亡的人不在少数,而重度中暑——热射病更是带走无数人生命的死神,因此,热射病远比您想象得要可怕,堪称夏季杀手。究竟是何原因导致热射病如此致命?而我们又该如何在一个又一个夏天里保护自己和家人免受热射病的侵扰呢?这需要我们储备足够的关于热射病的预防和应急的知识。

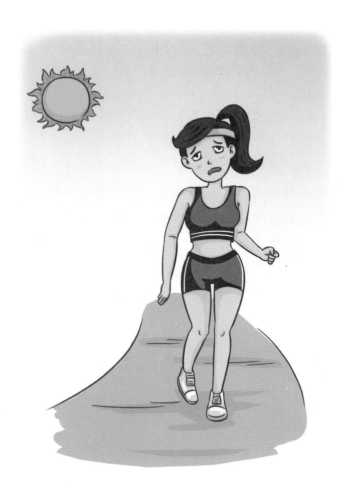

热射病是由于暴露于热环境和（或）剧烈运动所致的机体产热与散热失衡，以核心温度＞40摄氏度和中枢神经系统异常为特征，如精神状态改变、抽搐或昏迷，并伴有多器官损害的危及生命的临床综合征。根据发病原因和易感人群的不同，热射病分为经典型热射病（classic heat stroke，CHS）和劳力型热射病（exertional heat stroke，EHS）。高温、高湿的气候因素和高强度体力活动是导致热射病最主要的危险因素。CHS主要由于被动暴露于热环境引起机体产热与散热失衡而发病。CHS常见于年幼者、孕妇和年老体衰者，或者有慢性基础疾病或免疫功能受损的个体。EHS主要由于高强度体力活动引起机体产热与散热失衡而发病。EHS常见于夏季剧烈运动的健康青年人，比如在夏季参训的官兵、运动员、消防员、建筑工人等。

热射病患者出现多器官损伤的原因来自于双重打击。第一重打击是由内热蓄积导致的直接热损伤。内热蓄积的原因是环境因素、高强度运动以及体温调节障碍等因素综合作用的结果，使产热大于散热，超出了机体的耐受能力。第二重打击是失控的全身炎症反应。炎症反应继发于直接热损伤，呈级联放大效应。类似于创伤和感染导致的全身炎症反应综合征（SIRS），可导致全身组织、器官的广泛损伤，最终导致多器官功能障碍综合征甚至死亡。其中肠黏膜屏障受损、肠道菌群移位和内毒素血症是启动SIRS的重要机制，进而出现休克、弥散性血管内凝血（DIC）和多器官功能障碍综合征。

热射病病史信息：
①暴露于高温、高湿环境。②高强度运动。

热射病临床表现：
①中枢神经系统功能障碍表现（如昏迷、抽搐、谵妄、行为异常等）。②核心温度超过40摄氏度。③多器官（≥2个）功能损伤表现（肝、肾、横纹肌、胃肠等）。④严重凝血功能障碍或DIC。

　　热射病易并发多器官功能衰竭，进展迅猛，病死率高。治疗起来非常棘手，不但需要基础的生命支持（降温、补液、输血等），还需要高级生命支持手段（呼吸机、血滤机等），患者往往需要收治到重症监护病房（ICU），给予集束化的加强治疗。尽管如此，仍有极高的死亡率。CHS 在夏季热浪期间人群发病率为（17.6～26.5）/10 万，住院病死率为 14%～65%，ICU 患者病死率＞60%；EHS 在劳力型热致疾病患者中所占比例为 8.6%～18.0%，合并低血压时病死率＞30%。

　　特别强调的是，患者从轻症中暑进展至热射病是一个逐渐加重的连续过程，千万不可误以为热射病就是简单的中暑而心生轻蔑，而应在发现异常的第一时间及早就医，启动干预治疗，切勿错过最佳治疗时间，留下终生的遗憾！

　　热射病比您想象的可怕，其发病率和危害性可能远超预期。热射病发展之快、脏器损害之多、病死率之高，非但民众、官兵不了解，部分医务人员也认识不够深刻，导致送医不及时、严重程度认识不足、监测和治疗强度不够，导致患者死亡。因此，不论民众，特别高危人群（参训的官兵、运动员、消防员、建筑工人等），还是医务人员，都应高度关注夏季杀手——热射病。

　　　　解放军总医院第八医学中心　张玉想

15

癫痫大发作如何急救？

癫痫俗称"羊角风"，是大脑损伤后脑细胞过度放电所致的一组临床综合征，是一种较常见的发作性疾病，人均发病率 0.7% 左右。癫痫发作类型多种多样，大发作是临床最常见的发作类型，癫痫大发作对人体的危害比较大，严重时可能危及患者生命。掌握癫痫大发作的急救措施，发作时采取有效的急救方法，对患者尤其重要。

（1）癫痫大发作表现

癫痫大发作以意识丧失和全身抽搐为特征。患者起初表现为突发神志不清，出现眼球上翻、喉部痉挛、发出叫声、呼吸停止，胳膊先上抬、再旋转、后内收前旋。大腿先屈曲，后转为强直。继而出现全身肌肉抽搐，抽搐停止，可自口鼻喷出泡沫或血沫。抽搐停止后患者进入昏睡状态，生命体征逐渐恢复正常，然后逐渐清醒。从发作到意识恢复 5～15 分钟，主要并发症是舌咬伤、窒息、骨折脱臼等。醒后感到头痛、全身酸痛和疲乏，对抽搐全无记忆。

（2）癫痫大发作急救措施

癫痫大发作现场处置两大原则：保持气道通常和防止意外受伤。

①让患者侧卧在床上，或就近躺在平整的地方。尽量防止突然摔倒造成身体损伤。②将患者侧卧或使头部侧向一边，尽量让口腔分泌物及时流出，维持呼吸

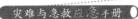

道的通畅。③将患者过紧上衣扣子松开，裤带解开，取掉假牙。④防范意外伤害，移开周围尖锐、坚硬、烫的物体，以免受伤。

下列情况需要拨打"120"，立刻送医：发作时间大于10分钟以上；短时间内频繁发作；连续发作并且2次发作之间神志没有恢复等情况。

（3）需要避免的错误急救措施

1）防止咬伤 为了防止患者咬伤舌头，抢救者往往会往患者嘴巴内塞毛巾、筷子等东西，试图撬开患者嘴巴。目前认为癫痫大发作时，患者喉肌痉挛，分泌物增多，软组织损伤出血，甚至患者强大的咬肌可咬断异物引起窒息。相对于舌头咬伤，窒息后果要更严重。

2）掐人中 掐人中是民间常见急救措施，人们常常对中暑、晕厥、癫痫等患者采用掐人中方法进行抢救，但是目前没有研究证明掐人中能够终止癫痫发作。

3）强制约束患者 有的施救者见患者肢体抽搐，常常强行按住患者四肢限制其活动，有时采取屈曲患者全身的方法施救，而用力按住患者容易造成软组织扭伤甚至骨折发生。

癫痫往往突然发作，当遇到患者发作时不要惊慌，须保持镇定，采取正确的急救措施，防止患者伤害到自己，症状严重须立即就医。

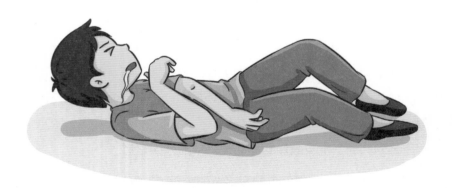

连云港市第二人民医院神经外科　施辉

16

癫痫患者如何预防发作？

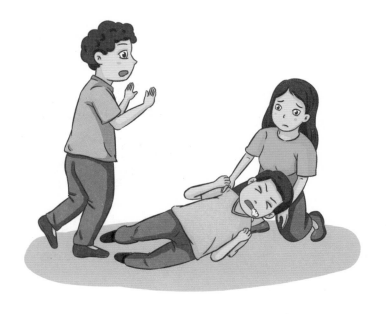

癫痫即俗称的"羊角风"或"羊癫风"，是大脑神经元突发性异常放电，导致短暂的大脑功能障碍的一种慢性疾病。临床有多种发作形式，主要表现为突然倒地、全身抽搐、口吐白沫、表情扭曲、四肢僵硬，乃至大小便失禁。癫痫的发作给患者带来极大的痛苦，不管是什么时间还是什么地点都有可能发作，给患者的生活、工作及学习等诸多的方面都带来了不便。那么，如何预防癫痫发作呢？这是很多患者所关心的问题，减少发作就等于减少发病患者的痛苦，更是减少了家人的痛苦。能预防癫痫病发作的方法有哪些呢？一起来看看。

（1）保证足够的睡眠

目前认为睡眠紊乱能够降低癫痫发作阈值，导致脑电图 (EEG) 痫样放电和癫痫发作。睡眠紊乱的癫痫患者，优先解决睡眠障碍问题，对癫痫病情大有裨益，保持规律睡眠对于癫痫患者是十分必要的，应该尽量避免睡眠太晚或整夜不睡 (如值夜班或旅行时间差)。在选择工作方面，尽量避免选择需要熬夜、值夜班的工作。癫痫患者要养成规律、健康的生活方式，保证充足的睡眠，家属可协助患者入睡、营造适合睡觉的环境。

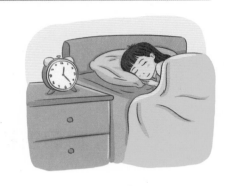

（2）调整饮食

目前国内外并没有明确的科学数据证明食物和癫痫发作有必然的联系，因此不必特意禁食某一类食物，但在日常生活中，尽量少吃辛辣刺激食物，饮用酒、咖啡等饮料，比如避免白酒、动物蛋白质、咖啡因、人工甜味剂、尼古丁、糖、精制食品，忌食油腻不易消化的食物。勿大量饮水及多盐，保持肠胃通畅。

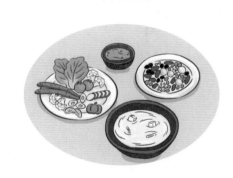

（3）避免高热

39 摄氏度以上高热是常见的癫痫诱因之一。尤其儿童癫痫患者神经系统发育不完全，有时 38 摄氏度以上中度发热，也可能诱发癫痫发作。这类患者即使成年后，发热仍可能成为一种癫痫诱因。因而癫痫患者应注意预防感冒发热疾病。如有高热，应加以重视，及时就医，以免引发癫痫。对于生活不能自理的患者应定期为其洗澡理发，气候变化时要及时增减衣

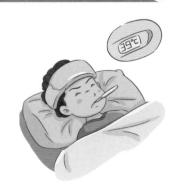

服，避免发热。

（4）调整心态，控制情绪

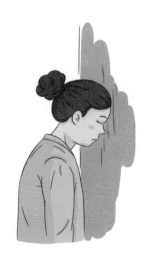

癫痫患者如果精神紧张、惊吓、悲观失望、过度兴奋、情感冲动等情绪波动剧烈或情绪长期处于低沉等，可促使癫痫发作。稳定情绪，避免情绪剧烈波动，是癫痫患者和家属都应努力做到的。一些癫痫患者长期受脑内痫灶及抗癫痫药物影响，造成人格及性格的改变，不易控制自己的情绪，易波动、急躁，家属要理解和呵护，用爱心、耐心仔细引导患者，避免情绪刺激，从而避免癫痫诱发。日常生活中，对智力低下和精神异常患者，不能嘲笑、戏弄甚至打骂。患者提出的合理要求应该满足，不合理的应耐心解释，但也决不应该无原则地迁就、敷衍或欺骗，更不要发生冲突。

（5）按时服药，适量运动

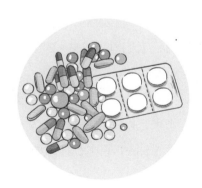

漏服药物常造成癫痫发作。数据表明造成患者药物依从性差的首要原因是忘记服药，其次为无法负担药费和担心药物不良反应。针对这个问题，只能说"药不能停"。坚持服药，配合治疗，才能减少发作，使病情得到控制。适当运动对改善脑部的血液循环是很重要的，运动对患者极佳，但要适量，并避免太过剧烈的运动，并应尽量避免情绪紧张及劳累。

对于癫痫患者来说，了解这些外界因素和预防措施，通过行为来规避，并根据自身癫痫发作情况不断总结，减少暴露在诱因中，最终预防癫痫发作，更好地融入生活和学习中去。

连云港市第二人民医院神经外科　施辉

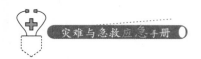
17

"中风先兆"是怎么回事?

中风又称脑卒中,分为出血性中风和缺血性中风,前者老百姓俗称"脑溢血",后者俗称为"脑血栓"。中风具有高发病率、高致残率、高致死率和高复发率四大特征,中风已经成为严重危害中老年健康的三大主要杀手之一。

我国的中风发病率约为 200/10 万人口,每年因中风死亡的人数超过 200 万,存活的脑卒中患者达 700 万人以上,相当于一个大城市的常住人口,而且这个数字还在逐年上升。冰冻三尺非一日之寒,高血压、糖尿病、高脂血症、心脏病、吸烟、酗酒及年龄增加等都是中风的危险因素。但目前,人们对于这些危险因素的认识远远不够,所以每年仍有将近 280 万脑卒中的新发病例。

任何疾病都有先兆表现,中风也不例外。中风是可防可治的疾病,一方面要控制中风危险因素,另一方面要对中风早期症状进行识别,以达到早诊断、早治疗的目标。为了宣传早期识别中风,中国卒中学会制定了 FSAT 原则,具体如下。

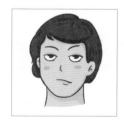 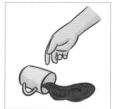 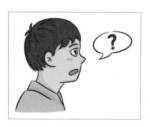 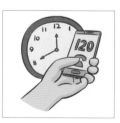

F   A   S   T

F—face：照镜子微笑观察口角有无歪斜。

A—arm：双臂平举，看看10秒后双臂是否在同一高度，是否无力垂落。

S—speech：说一句完整话，看看有无口齿不清。

T—time and telephone：若出现上述情况之一，尽快拨打急救电话"120"。

除了 FSAT 中风早期识别外，还有其他中风先兆。

（1）头晕，特别是突然发生的头晕伴有或不伴有走路不稳。

（2）突发语言理解困难，表现为对于日常交流听不懂。

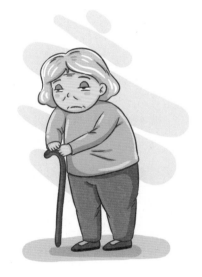

（3）肢体麻木，突然感到一侧脸部或手脚麻木，有的为舌麻、唇麻或一侧肢体发麻，可表现为间断性或者持续性。

（4）突然一侧肢体不自主活动像舞蹈样，间断性或者持续性。

（5）突发的饮水或进食呛咳。

（6）突然出现原因不明的跌倒或晕倒。

（7）性格或精神改变，言语增多或减少和短暂的判断或智力障碍。

（8）出现睡眠增多状态,即整天的昏昏欲睡。

（9）突然出现一时性视物不清或自觉眼前一片黑矇,甚至一时性突然失明。

（10）恶心、呕吐或呃逆，或血压波动大并伴有头晕、眼花。

（11）全身、一侧或某一肢体不由自主地抽动，伴有或不伴有呼叫不应。

（12）头痛，与平日不同的头痛即头痛突然加重或由间断性头痛变为持续性剧烈头痛，伴有恶心、呕吐症状。

时间就是大脑，时间就是生命，出现上面这些先兆征象时要首先考虑中风发作，特别是有多种危险因素的老年患者，及时到达医院，为缺血性中风静脉溶栓、动脉取栓及出血性中风血肿清除治疗赢得宝贵时间。

连云港市第二人民医院神经外科　施辉

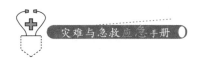
18

突然出现"口眼歪斜"是怎么了？

突然出现的口眼歪斜（面瘫）临床上很常见，很多老百姓认为这是被"坏风"吹的，俗称"吊腮风"。顾名思义，一边腮帮子高一边腮帮子低，好像高的那边被吊起来一样，这样的面瘫医学上叫周围性面瘫，其疾病名称叫特发性面神经麻痹。

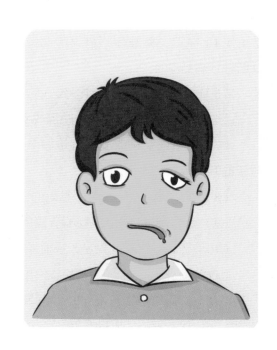

对于之前好好的人来说，除了要考虑被"坏风"吹了引起的面瘫以外，另一个不容忽视的原因就是脑血管病引起的面瘫，这样的面瘫叫中枢性面瘫，其疾病名称为脑中风。脑中风包括脑溢血（也叫脑出血）、脑血栓（也叫脑梗死、脑血管堵塞）。

同样都叫"面瘫"，引起的原因、临床表现、治疗方案和预防复发的方法以及各自的预后都是不同的哦。脑中风引起的面瘫，一般瘫痪较轻，表现为一侧鼻唇沟变浅、口角下垂，但皱额、皱眉和闭眼动作正常，哭笑动作保留，常常伴有伸舌时舌尖向口角低的一侧偏斜。而特发性面神经麻痹引起的面瘫，一般瘫痪较重，感觉整个半边脸都耷拉下来了，眼睛不能闭合，强行闭合眼睛时眼珠会出现露白现象，鼻唇沟变得很浅、口角下垂得非常厉害，如果让其龇牙的话，口角会被正常的那一边拽过去，哭笑等表情不能展示，但伸舌是正常的，不向一边偏斜。

那么引起这些面瘫的原因有哪些呢？特发性面神经麻痹引起的周围性面瘫，通常是在受凉或感冒后发病的，目前认为本病与嗜神经病毒感染有关。而脑中风引起的中枢性面瘫，一般有三高（高血压、高血糖、高血脂）、不良嗜好（吸烟、饮酒、久坐少动）等危险因素，这些危险因素引起脑动脉硬化，导致血管堵塞或出血，从而出现面瘫（或同时合并肢体偏瘫）。

这两种面瘫的治疗方案一样吗？病因不同，治疗方案必然不一样。特发性面神经麻痹引起的面瘫，以抗炎、改善局部血液循环、减轻神经水肿、缓解神经受压、促进神经功能恢复为主。而脑中风引起的面瘫，治疗方案较为复杂，多需要住院检查治疗。如果是血栓堵塞血管，则以解除堵塞（溶栓、取栓）、防止再堵塞（抗血小板、抗动脉粥样硬化）等治疗为主。如果是脑血管破裂出血引起的面瘫，则以降低血压、解除血块压迫（手术或待血块化掉吸收）等治疗为主。

面瘫能完全治好吗？预后如何？不同的面瘫，结局不同。特发性面神经麻痹引起的不完全性面瘫者，经过积极地治疗可能恢复痊愈或遗留轻微面瘫，而完全性面瘫则多数会留下面瘫后遗症。脑中风引起的面瘫因其面瘫较轻，经过治疗后可完全恢复或仅遗留轻微面瘫。

如果遇到突然"口眼歪斜"的人，第一时间该怎么做呢？因为脑血管病引起的面瘫，是血管堵塞或破裂出血引起的，因此它的后果更严重，如果不积极救治，轻者留下后遗症，重者可导致生命危险。所以遇到"口眼歪斜"的患者，第一时间是初步判断是否是脑血管病引起的面瘫，主要是看看其双眼是否能够完全闭合，伸舌头是否向一边偏斜。如果一个眼睛不能闭合，口角歪斜，则可能是特发性面神经麻痹引起的周围性面瘫。如果眼睛可以闭合，但口角歪斜，伸舌偏斜，则脑血管病引起的面瘫可能性大，需要立即去医院诊治。当然了，如果不能判断是哪种面瘫引起的"口眼歪斜"，首选的措施就是立即去医院诊治。

连云港市第二人民医院神经外科　施辉

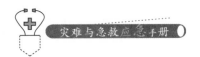

19

大咯血如何处理？

鲁迅先生在《药》这篇小说中曾写道，旧时愚昧的民众曾认为人血馒头能治疗咯血。那么，究竟为什么会咯血？遇到大咯血我们又该如何处理？

日常生活中我们总是谈"血"色变，即使是非医务工作者，也了解咯血将对机体带来一系列严重的危害，尤其大量咯血严重时可危及生命，因此，对大咯血有一个基本的认识是十分必要的，本节在此将依据 2019 年中国医师协会整合医学分会呼吸专业委员会制定的《大咯血诊疗规范》从以下几个方面浅谈大咯血。

（1）大咯血的定义

大咯血一直没有统一的定义，通常根据咯血量进行粗略估计，如 24 小时内咯血 300～600 毫升或 1 周内咯血大于 3 次，且每次咯血量大于 100 毫升可认为是大咯血，但这一出血量有时难以准确评估。因此，大咯血也可被定义为任何危及生命的咯血量及可能导致气道阻塞和窒息的任何咯血量。

（2）大咯血的病因

大咯血的原因复杂，以呼吸系统疾病为主，临床经验及相关研究提示，肺结核、支气管扩张、肺癌、肺曲霉菌病、坏死性肺炎、隐源性咯血等被认为是最常见的原因。肺结核及其相关并发症曾经是大咯血最常见的病因，但随着抗结核药物的问世，肺结核导致的大咯血比例明显下降。全身各系统疾病均可引起大咯血，包括自身免疫性疾病、心血管疾病、血液系统疾病、外伤、医源性因素等。

（3）诊断

主要通过询问病史及全面的体格检查，结合实验室及影像学检查进行诊断，鉴别出血原因，区分咯血与呕血。明确患者既往曾患过哪些疾病，如是否有肺结核、支气管扩张、肺癌、心脏病等可引起咯血的疾病；或是否有消化性溃疡、肝硬化等可引起呕血的疾病。询问患者出血前的感受，是以呼吸系统症状（如喉部瘙痒、胸闷、咳嗽等）为主还是以消化系统症状（如上腹不适、恶心、呕吐等）为主。可通过观察二者的出血方式来鉴别，咯血是用力咳嗽将血咳出，一般不会有柏油样黑便（但当患者咽下过多血液时亦可出现）；而呕血则常伴呕吐而出，同时可在呕吐前或者呕血后数天内出现黑便。也可通过观察血液的颜色来鉴别，咯出的血一般为鲜红色同时伴痰液或者泡沫；呕出的血一般为暗红色，血液可混有食物残渣和胃液。

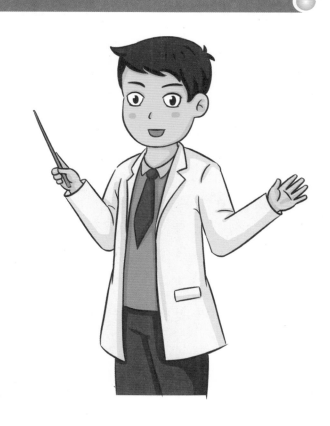

（4）危害

大咯血造成的直接危害是气道梗阻导致窒息或失血量过多时造成失血性休克；间接危害是继发肺部感染或血块堵塞支气管引起肺不张，若患者是因肺结核导致的咯血，则可能导致结核血行播散。

（5）处理方法

一旦身边有人出现大咯血，您应立即拨打"120"迅速就医，在专业急救人员到达之前，可将患者置于平卧位，头偏向一侧，保持气道通畅，可适当鼓励患者通过咳嗽自我清除气道积血，并在患者身边进行精神安抚，减轻紧张焦虑情绪。如咯血突然减少或停止，患者出现胸闷、气憋、发绀、面色苍白、冷汗淋漓、烦躁不安等窒息前症状时，您可将患者迅速采取头低脚高的俯卧位，清除口咽部积血及血块，持续拍打后背促进血液排出或者刺激咽部使患者咳出血块。摆放体位时可充分利用现场的床、桌子等，使患者卧于其上，上半身垂于其下；若是单人野外抢救，则可采取右腿跪地，左腿支撑患者上腹部，患者头部垂于左腿内侧；大量迅猛地出血，可握住患者脚踝部将患者倒立，并请他人协助，迅速清理患者呼吸道并拍打后背，等待医护人员到来。

大咯血通常情况危急，一旦您或者您身边有人出现大咯血，应拨打"120"迅速就医，在等待专业急救人员到来之前，可先按本节所讲进行处理。

郑州大学第一附属医院综合ICU　孙同文

20

心绞痛及心肌梗死发作的先兆是什么？

随着《急诊科医生》《心术》等医学类电视剧的热播，相信大家对心肌梗死并不陌生，那么，心绞痛及心肌梗死发作前有哪些先兆呢？又有哪些注意事项？

根据流行病学调查显示，目前中国人寿命的三大杀手之一即心血管疾病，因此，了解心绞痛及心肌梗死发作的先兆及如何预防心血管疾病是十分必要的。本文将根据相关专业书籍，结合临床经验，简述上述内容。

（1）先兆

心绞痛与心肌梗死的发生主要是心脏的动脉（即冠状动脉）供血与心肌的需血发生矛盾，心肌缺血、缺氧所致。心绞痛通常以胸痛为主要表现，常由体力劳动或情绪激动（如愤怒、焦急、过度兴奋等）诱发，饱餐、寒冷、抽烟等也可诱发。胸痛主要位于胸骨后，也可波及胸壁心脏所在的位置，常可放射至左肩、左臂内侧达无名指和小指，或至颈、咽或下颌部。胸痛常有压迫感、发闷或紧缩感，也可有烧灼感，有些患者症状不典型，仅有胸闷而无胸痛等。胸痛一般持续几分钟至十余分钟，多为 3～5 分钟，一般不超过半小时。如出现上述症状，建议咨询心内科医生，完善进一步诊断及治疗。50% 以上的心肌梗死患者在发病前数日可有乏力、胸部不适、活动时心悸、气急、烦躁、心绞痛等症状，如若休息时发生胸痛，或胸痛的程度加重、持续时间更长、发作频率更高，或剧烈胸痛伴有烦躁不安、出汗、恐惧、恶心、呕吐等症状，须警惕病情恶化及急性心肌梗死，此时情况十分危急，应立即拨打"120"迅速就诊。

（2）注意事项

上述疾病有多种危险因素，包括年龄和性别、血脂异常、高血压、吸烟、糖尿病和糖耐量异常、肥胖、冠心病家族史等。本病多发生于 40 岁以上中老年人，女性发病率较低，但绝经后女性发病率迅速增加。年龄和性别为不可改变的危险因素，因此，为预防本病，改善生活方式十分重要，包括保持健康体重、戒烟、改善"三高"等。

健康生活应从娃娃抓起，防患于未然，坚持健康均衡饮食，适量运动，保持正常体重，戒烟等，如若您已出现本文所述症状，请尽快至医院就诊，切莫延误病情。

郑州大学第一附属医院综合 ICU　张晓娟　孙俊一　孙同文

南京医科大学第一附属医院急诊医学科　张劲松

21 哮喘急性发作如何处理？

哮喘是支气管哮喘的简称，是由多种细胞及细胞组分参与的慢性气道炎症，导致反复发作的喘息、气促、胸闷和（或）咳嗽等症状，多在夜间和（或）凌晨发生，可以自行或通过治疗而逆转。

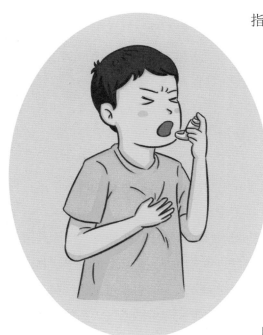

哮喘的症状特点是具有发作性，指突然出现症状。就像夏天的天气，刚还是晴空万里，转而就突然乌云密布下起雨来。世界卫生组织声称，全世界有 2.35 亿人患有哮喘，几乎占全球人口的 5%。这是一种影响各个年龄段的人的疾病，但它在儿童中更常见。目前确切原因尚不清楚，但有一些可能的环境和遗传因素。虽然对一些人来说，这可能是一种轻微的偶发不便，但也有一些人会长期遭受哮喘的折磨。哮喘发作，特别是急性发作甚至可能会

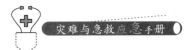
危及他们的生命。

那么，谈到急性发作，首先需要判断患者是否出现哮喘的急性发作，了解哮喘急性发作时患者的临床表现。当哮喘急性发作时，如何处理或进行自救就显得尤为重要。

《支气管哮喘防治指南（2016年版）》中详细介绍，哮喘急性发作指患者喘息、气急、胸闷、咳嗽等症状在短时间内迅速加重，肺功能恶化，需要给予额外的缓解药物进行治疗的情况。

轻度和部分中度急性发作的哮喘患者可以在家庭中进行自我处理。短效 β_2 受体激动剂（SABA）是缓解哮喘症状最有效的药物，患者可以根据病情轻重每次使用 2～4 喷，直到症状缓解。若患者在家中自我处理后症状无明显缓解，或者症状持续加重，应立即至医院就诊。反复使用吸入性 SABA 是治疗哮喘急性发作最有效的方法。

对 SABA 初始治疗反应不佳或在控制药物治疗基础上急性发作的患者，推荐使用泼尼松龙 0.5～1.0 毫克／千克或等效剂量的其他全身激素口服 5～7 天。症状减轻后迅速减量或完全停药。

儿童哮喘急性发作使用支气管舒张剂联合大剂量布地奈德雾化，其疗效优于单用支气管舒张剂，能减少需要住院治疗率和口服激素的使用。有研究结果显示，成人雾化激素改善峰值呼气流速（PEF）较全身激素快，耐受性和安全性好，可作为中重度哮喘急性发作的治疗选择。对全身使用激素有禁忌的患者，如胃十二指肠溃疡、糖尿病等，应给予激素雾化溶液治疗。但雾化吸入激素与口服激素相比费用更贵。

中重度急性发作的患者应该按照以上介绍的哮喘发作的自我处理方法进行自我处理，同时尽快到医院就诊。

急性重度和危重哮喘患者经过上述药物治疗，若临床症状和肺功能无改善甚至继续恶化，应及时给予机械通气治疗，其指征主要包括：意识改变、呼吸肌疲劳、二氧化碳分压（$PaCO_2$）≥ 45 毫米汞柱等。对部分较轻的患者可试用经鼻（面）罩无创机械通气。若无创通气无改善则及早行气管插管机械通气。药物处理同前所述。

经初始足量的支气管舒张剂和激素治疗后，如果病情继续恶化需要进行再评估，考虑是否需要转入 ICU 治疗。初始治疗症状显著改善，PEF 或第 1 秒用力呼气容积（ FEV_1 ）占预计值百分比恢复到个人最佳值 60% 以上者可回家继续治疗，PEF 或 FEV_1 占预计值百分比为 40%～60% 者应在监护下回到家庭或社区医院继续治疗。

郑州大学第一附属医院综合 ICU　张晓娟　崔玉青　孙同文

　　南京医科大学第一附属医院急诊医学科　张劲松

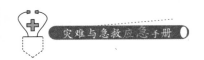

22
呕吐治疗原则及治疗药物

呕吐是胃的强烈收缩迫使胃或部分小肠内容物经口排出体外的反射动作,别小看这个简单的反射动作,一旦失控,我们就会因为这种不雅的行为在公共场合成为众人的焦点而颜面尽失。接下来系统地介绍一下如何预防和治疗这种让人措手不及的反射。

● 首先我们要从病根上下手,引起呕吐的病因有很多,最常见的一类是胃肠道炎性病变,如急性胃肠炎、胃溃疡等疾病,但神经病变(脑梗死、脑部创伤、脑部撞击等疾病)和内分泌紊乱(甲状腺功能亢进症、垂体功能减退症等)等也易引起呕吐,所以知道病根在哪,对症下药方能药到病除。

● 胃肠道炎性病变引起的呕吐使得机体丢失大量水分,所以还需补充电解质溶液,纠正水电解质紊乱,另外还可以服用适量抗生素和维生素。

● 放、化疗的患者常常因为服用抗癌药物发生剧烈呕吐,建议这类患者服用强效镇吐药来缓解呕吐的症状,另外服用不良反应较大的药物也会发生恶心、呕吐,停药

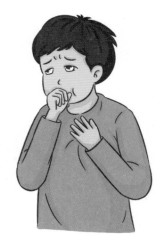

抗生素

之后症状即可减轻。

● 恐惧、焦虑、内疚等不良情绪会引起神经衰弱、胃肠道蠕动减弱导致恶心、呕吐，这类患者需要进行心理疏导治疗，缓解其恐惧、焦虑等不良情绪，从而减轻其恶心、呕吐的症状。

了解了一般的治疗原则，大家最关心的还是怎么用药治疗，下面具体介绍什么疾病导致的呕吐用哪些药来治疗。

● 有急性、慢性胃肠道病史发生呕吐的患者可以服用胃复安、多潘立酮（俗称吗丁啉），这类药物属于多巴胺受体阻断药，阻断呕吐兴奋信号的传递，使效应器的兴奋性降低或消失，从而减轻其恶心、呕吐的症状。同时它还可阻断患者胃肠道上的多巴胺受体，增加其胃肠道的蠕动功能，提高胃肠道的消化功能，从而减轻其恶心、呕吐的症状。

● 因乘车、船和飞机引起呕吐，较常服用的是东莨菪碱、山莨菪碱，这类药物属于 M 胆碱受体拮抗药，降低患者迷路感受器的敏感性和兴奋性，还可抑制患者呕吐兴奋信号的传导，使呕吐信号不能有效地传送到效应器上，从而降低了其恶心呕吐的发生率。

● 对于晕动病、早期妊娠呕吐和化疗后引起的呕吐，主要服用的是 H_1 受体阻断药，此类药物主要有苯海拉明、美可洛嗪、桂利嗪等。它对患者的中枢神经具有镇静作用，明显减弱呕吐信号的传递，减弱效应器的接受信号，进而减轻其呕吐的症状。

总之，引起呕吐的病因有很多，只有弄清是什么原因导致呕吐，才能选对药物进行治疗。遇到这种情况最重要的还是向医生寻求帮助，治疗原发疾病，还有积极锻炼，保持身体健康，这样才能有效预防和治疗呕吐。

郑州大学第一附属医院综合 ICU 张晓娟 孙同文
南京医科大学第一附属医院急诊医学科 张劲松

23

排尿困难常见于哪些疾病？

排尿困难是指排尿费力，有排不尽感，须增加腹压才能排出尿液，病情严重时增加腹压也不能将膀胱内尿液排出体外，导致尿潴留。

（1）病因

1）机械性梗阻 ①膀胱颈梗阻：最常见的原因是前列腺病变，包括前列腺增生、纤维化或肿瘤等。膀胱内结石、有蒂肿瘤、血块或异物及邻近器官病变如子宫肌瘤、妊娠子宫嵌顿等也可阻塞或压迫膀胱颈引起梗阻。②尿道梗阻：最常见于炎症或损伤后尿道狭窄，尿道结石、异物、结核、肿瘤、憩室等也可引起尿道梗阻，包茎或先天性后尿道瓣膜则是男婴尿道梗阻的主要病因。

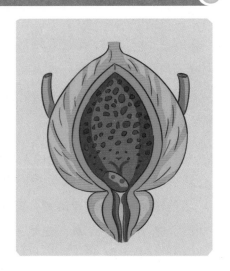

2）动力性梗阻 ①神经损伤：颅脑或脊髓损伤。②手术因素：中枢神经手术或广泛性盆腔手术（骨盆神经丛损伤）。③神经系统病变：肿瘤、卒中、脑炎、脊髓灰质炎、脊髓痨、糖尿病、多发性硬化症等。④先天性畸形：脊柱裂、脊膜膨出、脊髓脊膜膨出等。⑤麻醉后及精神因素。⑥药物作用：抗胆碱药、抗抑郁药、抗组胺药、阿片制剂等。

（2）常见的相关疾病

排尿困难常见于膀胱炎、尿道炎、淋病，子宫肌瘤、妊娠子宫嵌顿等，常与尿频、尿急等症状同时存在。

1）**膀胱颈部结石**　排尿困难出现前，下腹部有绞痛史，疼痛可向股部会阴方向放射，疼痛当时或之后出现肉眼血尿或镜下血尿，膀胱内有尿潴留。膀胱镜可发现结石，超声和 CT 检查在膀胱颈部可发现结石阴影。

2）**膀胱内血块**　不是独立疾病，常继发于血液系统疾病如血友病、白血病、再生障碍性贫血等，依靠实验室检查，一般不难确诊。外伤引起的膀胱内血块，往往有明确的外伤史，外伤后出现肉眼血尿，逐渐出现排尿困难，超声检查在尿道内口处可发现阴影，膀胱镜检查可确诊，同时亦是最有效的治疗手段。

3）**膀胱肿瘤**　排尿困难逐渐加重。病程一般较长，晚期可发现远处肿瘤转移病灶，无痛性肉眼血尿或镜下血尿是本病特征性表现。膀胱镜下活检可确定肿瘤性质。

4）**前列腺疾病（前列腺增生、前列腺炎、前列腺纤维化或肿瘤）**　常首发尿频、尿急症状，以夜尿增多为主，症状随膀胱残余尿量增加而逐渐加重。随后可出现进行性排尿困难、排尿踌躇、尿无力、尿流变细、排

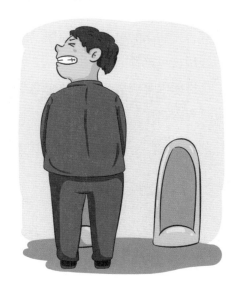

尿间断、尿末滴沥和尿失禁等。肛门指诊可确定前列腺大小、质地、表面光滑度，对区分良性前列腺肿大和前列腺癌具有重要价值。前列腺按摩取前列腺液行常规检查和细胞培养，对前列腺炎具有诊断意义。

5）**后尿道损伤**　会阴区有外伤史，外伤后排尿困难或无尿液排出，膀胱内有尿液潴留。尿道造影检查可确定损伤部位和程度，是术前必要的手段。

6）**前尿道狭窄**　见于前尿道瘢痕、结石、异物等。瘢痕引起排尿困难者常有外伤史。前尿道本身结石少见，往往由肾盂、输尿管、膀胱结石移行至尿道

所致，依据尿路结石病史一般不难诊断，必要时行尿道造影可确诊。

7）中枢神经病变　术后、肿瘤、卒中、脑炎、脊髓灰质炎、脊髓损害等，见于各种原因导致截瘫的患者，除排尿困难、尿潴留外尚有运动和感觉障碍。

8）糖尿病　神经源性膀胱多有糖尿病史，实验室检查可发现血糖、尿糖升高。

9）药物　常见于阿托品中毒、应用麻醉药物等，有明确用药史，追问病史后一般不难诊断。

10）电解质紊乱：低血钾　患者常有大量利尿、洗胃、呕吐、禁食等致低血钾病史，心率快，心电图可见 U 波，血生化检查血钾低。低血钾引起的排尿困难，随着补钾排尿困难亦随即消失。

11）其他　隐性脊柱裂、脊髓痨、多发性硬化症、脊膜膨出、脊髓脊膜膨出等，发病年龄早、夜间遗尿、幼年尿床时间长是本病特征性表现，腰、骶椎 X 射线检查可确诊。

排尿困难病情严重导致尿潴留时，应首先引流尿液作对症治疗，再寻找病因，进行对因治疗。

四川省人民医院　胡卫建 张建成

24

哪些胸痛患者需要立即抢救？

　　急性胸痛是以胸痛为主的一组异质性疾病群。病因迥异，表现却相近，各有特征，治疗手段差异很大。很多情况下，人们对胸痛重视不够，以为只是"岔气""着凉"等一般性病症。所谓"天有不测风云，人有旦夕祸福"正印证于突发胸痛背后潜藏着的致命性疾病。因此，日常生活中需要了解那些最危险的胸痛征象，短时间内急诊就诊并予以紧急抢救。哪些胸痛需要紧急抢救呢？

（1）急性冠脉综合征

　　胸前区憋闷、压迫感，压榨性疼痛，疼痛难忍，甚至于有濒死感，多伴大汗。部分患者疼痛可以放散到左侧肩、左上肢、背部、颈部。少数可以表现为牙痛、上腹痛等。劳累后、情绪波动、气候急剧变化时易发生。疼痛持续数分钟至数十分钟。休息后或者含服硝酸甘油可以缓解。这类疼痛可能是急性冠脉综合征（acute coronary syndrome，ACS）。如果疼痛时间超过20分钟，可能发生急性心肌梗死。

　　如果有高血压、糖尿病、高脂血症、家族冠心病史，平时应当高度重视。常备硝酸甘油、阿司匹林、他汀类药。反复发作者更应高度重视。

　　自救内容包括：静卧休息，舌下含服硝酸甘油，口服阿司匹林、他汀类药，紧急拨打"120"。

（2）急性主动脉夹层

　　撕裂样疼痛：胸背部撕裂样疼痛（这种疼痛可发生在面部、颈部、腹部、腰背部），疼痛持续不能缓解，伴有明显的血压升高（双侧肢体血压差明显）要考虑急性主动脉夹层（acute aortic dissection，AAD）。疼痛部位表现与ACS相似，病变可能发生在主动脉弓；疼痛伴有偏瘫、失语，可能累及颈动脉；疼痛可以伴有腹痛、少尿，可能累及腹主动脉；疼痛可以伴随声音嘶哑、咯血、呕血、血便等表现。

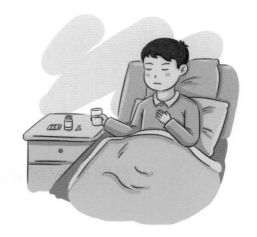

主动脉夹层是由于主动脉内膜撕裂，动脉内血液流入动脉壁内形成血肿。主要风险是血管壁突然破裂引发急性大出血。

（3）急性肺栓塞

突发疼痛伴有胸憋闷、呼吸困难、晕厥、眼前发黑、咯血、心率加快，甚至休克，一般考虑急性肺栓塞（acute pulmonary embolism，APE）。APE是肺动脉内栓子（通常为血栓）堵塞，引起急性肺组织缺血坏死。

长时间卧床不活动形成下肢静脉血栓，血液高凝状态是形成血栓的主要因素。因此，长期卧床、长途旅行者，肿瘤患者，下肢静脉血栓患者，近期手术者，新近有长骨骨折者，如果出现急性胸痛、咯血、呼吸困难、黑朦，高度怀疑APE。

（4）张力性气胸

胸痛伴有急性突发呼吸急促、呼吸困难、呼吸不畅、发绀、烦躁，甚至窒息可能是急性张力性气胸（tension pneumothorax）。张力性气胸又称高压性气胸，是由于急性肺损伤、气管破裂、肺泡破裂引发的呼吸困难和缺氧，肺内气体可以导致高压纵隔摆动，严重者可以导致气管断裂，心脏、大血管移位。因此，需要紧急排气减压。

山西医学科学院 山西大医院 闫新明

25

关于呃逆有哪些事？

（1）如何认识呃逆

在人体的胸腔与腹腔之间，有一顶帽子似的厚厚的肌肉膜，即是膈肌，它将胸腹腔分开。和所有脏器一样，膈肌也有神经支配，既可接受各种刺激，也可接受"上级神经"命令而收缩。膈肌突然收缩，继之喉头立即关闭，有时软腭及辅助呼吸肌也配合而收缩，这些都被延髓中枢所协调，于是打嗝就产生了。

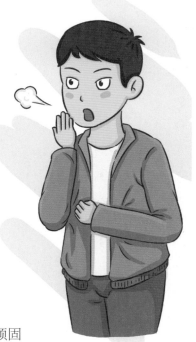

"打嗝"这个通俗称呼很形象，不但描述了症状，也告诉我们产生这种症状的直接脏器——膈。

根据它们的持续时间，呃逆可分为以下几种。①短暂性呃逆：持续几秒或几分钟。②持续性呃逆：超过 48 小时。③复发性呃逆：持续时间超过短暂性呃逆，并且经常频繁重复。④顽固性呃逆：超过 1 个月。

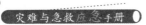

（2）呃逆的治疗

1）西医的方法 ①巴氯芬，口服2～3片。②肌内注射氯丙嗪、异丙嗪、华蟾素。⑥利多卡因注射液5毫升鼻饲。

2）中医的办法 ①足三里穴注射山莨菪碱、维生素 B_6 或者阿托品。②内关穴位注射维生素 B_6。③丁香、柿蒂各15克泡水当茶饮。④按压攒竹穴，以流泪为度。也可刮拭耳轮脚，或者按压锁骨上中点，压得越痛越好！

兰州大学第二医院重症医学一科　董晨明

26

顽固性呃逆怎么办？

呃逆，俗称"打嗝"。偶尔打几次嗝，不必管它。当呃逆持续时间大于1个月，则被认为是顽固性呃逆（intractable hiccup，IH）。发生IH常因严重影响正常生活，加之精神和身体的沉重压力，给患者带来了极大痛苦。

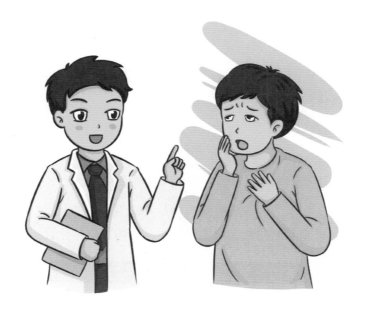

呃逆，它是反复的，不自主的膈肌、肋间肌等痉挛，伴声门突然关闭，引起气流受阻而产生的一种特有的声音，可发生在呼吸周期的任何瞬间，但以吸气

峰值后产生更为典型。呃逆可因进食过快、饱餐、受到寒冷刺激、情绪激动等引起，通常在几分钟至几小时内停止，一般无须担心。而顽固性呃逆则多发生于有器质性疾病的患者，它的出现可能是疾病的征兆。

（1）顽固性呃逆病因

1）**中枢神经系统疾病** 血管病变，缺血性/出血性卒中，房室畸形，颞动脉炎，感染，脑炎，脑膜炎，脑脓肿，神经梅毒，膈下脓肿形成，头部外伤，颅内肿瘤，脑干肿瘤，多发性硬化，脊髓空洞症，脑积水等疾病。

2）**迷走神经和膈神经刺激** 甲状腺肿，咽炎，喉炎，毛发或异物刺激鼓膜，颈部囊肿或其他肿瘤等疾病。

3）**胃肠道疾病** 胃胀，胃炎，消化性溃疡，胰腺炎，胰腺癌，胃癌，腹腔脓肿，胆囊疾病，炎症性肠病，肝炎，吞气症，食管扩张，食管炎，肠梗阻，口腔食管念珠菌感染等疾病。

4）**胸部疾病** 继发于感染或肿瘤的淋巴结肿大，肺炎，脓胸，支气管炎，哮喘，胸膜炎，主动脉瘤，纵隔炎，纵隔肿瘤，胸部创伤，肺栓塞等。

5）**心血管疾病** 心肌梗死，心包炎等。

6）**毒性——代谢** 结核病，酒精，带状疱疹，低碳酸血症，流感，尿毒症，糖尿病，低钙血症，低钠血症，疟疾等。

7）**术后** 颈部伸展（膈神经根伸展），全身麻醉，插管（声门刺激），胃胀，内脏牵引等。

8）**药物** 化学治疗药物（例如卡铂），α-甲基多巴，短效巴比妥，地塞米松，地西泮等。

9）**心理性** 神经性厌食，兴奋，压力，诈病，精神分裂症等。

（2）顽固性呃逆的分类

顽固性呃逆的病因有百余种，可分为功能性（functional）和器质性（organic），其中器质性呃逆又可分为中枢性和周围性。中枢性呃逆多见于颅内病变，如中枢神经系统感染、颅内肿瘤、脑积水、脑血管病变、头部外伤或术后、炎性脱髓鞘疾病等；周围性呃逆主要由迷走神经与膈神经受刺激所致，如胃肠道、胸、腹膜、膈肌受累。

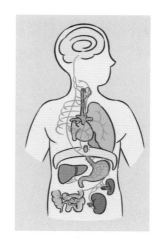

（3）可能的并发症

顽固性呃逆的可能并发症包括不适、进食困难，胃食管反流，呼吸性碱中毒（气管切开患者），伤口裂开，失眠与精神障碍等。

顽固性呃逆的生理机制

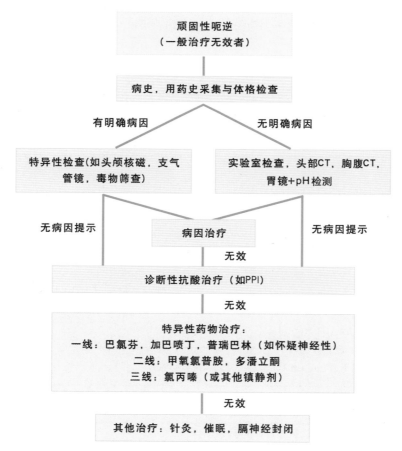

顽固性呃逆诊疗流程

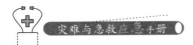

（4）顽固性呃逆常用的治疗方法

顽固性呃逆的治疗应注意以下几点：①积极治疗原发病。②针对不同个体，选择适宜的治疗方法。③强调中西医结合治疗。

顽固性呃逆常用的治疗方法

机制	方法	
迷走神经刺激	迷走神经刺激	含漱冰水
	牵舌法	直肠按摩
	Valsalva（吸气后屏气）动作	按压双眼球
	颈动脉窦按压	按压眶上神经
声门刺激	用导管或棉絮刺激上腭或咽部	—
提高 CO_2 分压	屏气	纸袋呼吸法
交感刺激	惊吓	

顽固性呃逆常用的治疗药物

分类	药物（用法）	完全缓解率（%）	机制
一线	巴氯芬（5～10 mg tid）	38～100	肌肉松弛剂，GABA-B 兴奋剂
	加巴喷丁（5～10 mg tid）	85～100	增强 GABA 作用
	普瑞巴林（75～150 mg tid）	NA	增强 GABA 作用
二线	甲氧氯普胺（10 mg tid）	12～100	D2（延髓极后区），D3,5-HT_4 受体阻滞
	多潘立酮（10 mg tid）	NA	外周多巴胺受体阻滞剂
三线	氯丙嗪（最大剂量 25～50 mg qid iv）	NA	中枢多巴胺受体的拮抗药
其他	卡马西平（最大剂量 100～300 mg tid-qid）	80～82	抑制兴奋性钠离子通道

丙戊酸盐（逐渐加量至 20 mg/kg qd）	80	增强 GABA 作用
苯妥英（100 mg tid）	NA	抑制兴奋性钠离子通道
硝苯地平（60～180 mg qd）	57	钙离子拮抗剂
阿米替林（起始剂量 25～100 mg qn）	NA	抑制 5-HT 再摄取
*西沙比利（10 mg tid）	—	促肠肌层神经丛节后处乙酰胆碱的释放
*奥美拉唑（20 mg qd）	—	PPI

注：*西沙比利或奥美拉唑可作为联用药物。

1）一般疗法

● **深吸气后屏气法**：采用深吸气后迅速用力屏气或以纸袋置于鼻口周围，造成局部二氧化碳增高的小环境，以达到通过增加二氧化碳的浓度来刺激呼吸中枢，消除病理性兴奋的目的。

● **指压耳轮脚法**：患者取仰卧位，术者位于患者的头顶侧或面对患者，用两个拇指指腹同时按压患者两侧耳轮脚，由轻到重，持续加压直到呃逆终止。

● **按压双眼球法**：患者闭目，术者将双手拇指置于患者双侧眼球上，按顺时针方向适度揉压眼球上部，直到呃逆停止。此法多用于上腹部手术患者，但青光眼、高度近视患者忌用，心脏病患者慎用。

● **吞食烟雾法**：用一个较长的圆形硬纸空盒，一端开口，用火点燃纸屑，放入盒内，使其熄灭产生烟雾，立即将纸盒开口紧压患者口唇周围，留出鼻孔，嘱患者张口做吃食物动作，把烟雾吞咽下去，但忌用抽吸的方法，1～2 分钟呃逆即可停止。

● **牵舌法**：患者取仰卧位、半卧位或端坐位，全身放松，伸出舌头，操作者用湿毛巾或消毒湿纱布包住患者舌头，双手握住向外牵拉，以患者稍有痛感为度，持续 30 秒左右，松手使舌体复位。

● **干扰法**：干扰正常呼吸，如嘱患者打喷嚏、咳嗽、屏气、过度换气或用一吸痰管沿鼻腔刺激等。

2）西药治疗 乙酰唑胺：乙酰唑胺又叫醋氮酰胺。该药具有抑制迷走神经和膈神经的作用，可用于治疗由肝硬化、腹部肿瘤、肺源性心脏病和脑梗死等疾病引起的顽固性呃逆。其用法是 0.25～0.50 克／次，5 次／日，口服。需要注意的是，个别患者在服用该药后可出现轻度的头晕、困倦等症状，但停药后这些症状即可消失。

● 氯丙嗪：该药具有抑制膈神经兴奋的作用，可用于治疗由脑炎、脑梗死等疾病引起的顽固性呃逆。其用法是 25 毫克／次，1～2 次／日，口服。

● 多虑平：该药具有降低迷走神经张力，抑制膈肌痉挛的作用，可用于治疗由胃肠胀气、消化道肿瘤、脑炎、脑梗死等疾病引起的顽固性呃逆。其用法是 25 毫克／次，1～2 次／日，口服。另外，有规律发作的顽固性呃逆患者可在呃逆发作前 0.5 小时服用该药。

● 利多卡因：该药具有调节自主神经功能、降低膈神经兴奋性的作用，可用于治疗由胃肠胀气、消化道肿瘤等疾病引起的顽固性呃逆。其用法是将 50～100 毫克的利多卡因加入到 5% 的葡萄糖溶液 40～100 毫升中静脉注射。

● 磷酸可待因：该药具有解除膈肌痉挛的作用，可用于治疗由尿毒症、肝硬化、胃癌、急性胃炎、脑梗死等疾病引起的顽固性呃逆。顽固性呃逆患者在首次服用该药时可先服用 0.03 克，然后观察 0.5 小时，0.5 小时后若呃逆的症状没有减轻，可加服该药 0.03 克，然后再观察 6 小时，6 小时后若呃逆的症状已消失，可不必再服药；6 小时后若呃逆的症状仅为减轻或仍无好转的迹象，那么该患者就应连续服用此药 2～3 天，3 次／日，0.03 克／次。

● 盐酸麻黄素：该药具有抑制膈神经兴奋的作用，可用于治疗由腹部手术引起的顽固性呃逆。其用法是 3 次／日，口服，10～30 毫克／次，2 次服药的间隔时间应 >6 小时。需要注意的是，高血压患者及＜8 岁的儿童应慎用该药。

● 氟哌啶醇：该药具有镇静的作用，可用于治疗由各种脑血管疾病引起的顽固性呃逆。其用法，2 次／日，口服，5 毫克／次，可连服 2～3 天。

● 利他林：该药具有抑制膈神经兴奋的作用，可用于治疗由胃肠胀气、脑炎、脑梗死等疾病引起的顽固性呃逆。其用法是肌内注射利他林注射液 20 毫克／次，可反复注射，2 次注射的间隔时间应 >2 小时。需要注意的是，高血压、青光眼和癫痫病患者应禁用此药。

● **华蟾素**：该药可调节人体的中枢神经系统，并有一定的抗肿瘤作用，可用于治疗由胃癌、肝癌、冠心病、脑梗死、肺源性心脏病等疾病引起的顽固性呃逆。其用法是肌内注射华蟾素注射液 2 ~ 4 毫升 / 次，2 ~ 3 次 / 日。普通患者可在呃逆症状停止后的 3 天内停药，癌症患者则应连续注射该药 2 ~ 4 个月。

● **心痛定**：该药具有抑制膈神经兴奋的作用，可用于治疗由胃肠胀气、胸膜炎、肺炎和酒精中毒等疾病引起的顽固性呃逆。其用法是将药物咬碎后舌下含服，10 毫克 / 次，2 次 / 日。

3）**中药治疗** 顽固性呃逆仅用西药治疗有时疗效不佳或无效，或当时有效后易复发，而中西医结合治疗，远期治疗效果满意。中药治疗应辨证寒热虚实及兼症，治以和胃、降逆、平呃为主，兼以补虚攻实、温寒清热、活血化瘀、疏肝解郁等。代表性的方剂有旋覆代赭汤加减、丁香柿蒂汤加减、血府逐瘀汤加减。

4）**经穴疗法**

● **针灸疗法**：针灸疗法治疗顽固性呃逆，常能取得较好疗效。

● **穴位注射疗法**：据资料报道，取双侧膈俞、内关、足三里穴，经提、插、捻、转等手法，回抽无血后缓慢注入氯丙嗪，总有效率为 96%；有学者治疗顽固性呃逆患者 50 例，经双后溪穴注射氟哌啶醇 2.5 毫克，并静脉注射麻黄素 15 毫克，加用东莨菪碱疗法（入睡前静脉注射东莨菪碱 1.2 毫克），结果治疗 1 次呃逆消失 20 例，总有效率 96%。还有一种方法是取双侧内关、足三里穴，用柿蒂汤配合异丙嗪注射，总有效率 96.42%。

兰州大学第二医院重症医学一科 董晨明

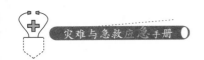

27

"打呼噜"要警惕吗?

阻塞型睡眠呼吸暂停低通气综合征（obstructive sleep apnea hypopnea syndrome,OSAHS）是一种睡眠时候呼吸暂停的睡眠障碍。最常见的原因是上呼吸道阻塞，经常以大声打鼾、身体抽动或手臂甩动结束。睡眠呼吸暂停伴有睡眠缺陷、白天打盹、疲劳，以及心律失常和脑电图觉醒状态。

SAHS 是指在连续 7 小时睡眠中发生 30 次以上的呼吸暂停，每次气流中止 10 秒以上（含 10 秒），或平均每小时睡眠呼吸暂停低通气次数（呼吸紊乱指数）超过 5 次，而引起慢性低氧血症及高碳酸血症的临床综合征，可分为中枢型、阻塞型及混合型。

OSAHS 的高危险人群，包括肥胖、呼吸道结构狭窄、年纪大肌肉松弛、扁桃腺增生、下腭短小或长期抽烟导致呼吸道水肿的人，此类病患睡觉时会喉咙阻塞以致吸不到空气。

现在医学界认为，夜间睡眠时如果呼吸停止持续的时间超过 10 秒即被认为是呼吸暂停，此时血液中的氧气减少，机体处于缺氧状态。如果这种呼吸暂停频繁发生，每小时出现 5 次以上或在 7 小时的睡眠过程中累计超过 30 次，就可诊断为睡眠呼吸暂停低通气综合征。这种病如果长期得不到有效治疗，日复一日，年复一年，不仅患者会觉得自己从未睡过一个好觉，而且还会因为呼吸气流中断，缺氧和反复从睡眠中憋醒而产生一系列严重的、危害全身各个系统的病变。

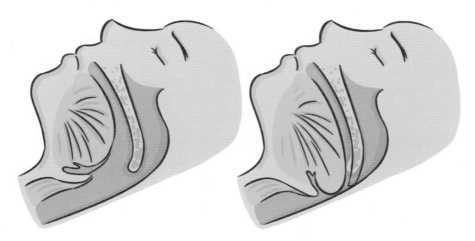

OSAHS 的临床表现多样，其中夜间最常见、最典型的症状之一是打鼾，一般来说鼾声越响标志着气道狭窄越明显，但睡眠呼吸暂停综合征患者的鼾声不同于普通的打鼾者。这类患者的鼾声响亮而不规律，时断时续，声音忽高忽低；病情严重者无论是侧卧位还是仰卧位，甚至在开会、坐车时都会鼾声大作。此外，患者在夜间发生频繁的呼吸暂停的同时，还会伴有睡眠动作异常、失眠、多梦、噩梦、多尿、遗尿等。

在白天，OSAHS 的常见表现为嗜睡，即白天不分时间、不分地点的不可抑制地打瞌睡，甚至在开会、看书、听课时也会不由自主地进入梦乡，病情严重者在与别人谈话时都会不自觉地酣然入睡。由于这类患者睡眠质量太差，因此约有2/3 的患者会有不同程度的睡眠过多，有的人的睡眠时间常常可达十几个小时，甚至整天昏睡不醒。患者还会自觉疲劳，记忆力减退，学习成绩下降，激动易怒。

偶尔的一次睡眠呼吸暂停不会对人体健康造成什么危害，但是如果这种窒息长期反复发生，其危害就不可小视了。研究表明睡眠呼吸暂停是缺血性心脏病，如心绞痛、心肌梗死等的重要危险因素之一，同时还会引发各种心律失常、肺动脉高压、肺源性心脏病和高血压。在对 460 名猝死患者的分析后发现，睡眠呼吸暂停是引起夜间猝死的元凶之一。中风等脑血管疾病多发生在夜间，研究发现睡觉时打鼾及呼吸暂停可增加脑血管病的发病率及死亡率，53% 以上男性脑血管病患者有长期习惯性打鼾史，35% 的患者脑血管意外发生在睡眠时，与打鼾和呼吸

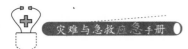

暂停密切相关。

现在已经有越来越多的证据表明，打鼾和呼吸暂停是脑血管病的一个独立危险因素。OSAHS 不仅直接危害患者的身体健康，而且还会引发一系列社会问题，危害他人的生命安全。如患有 OSAHS 的司机的反应能力和判断能力下降，注意力不集中。事故统计结果显示，这类司机的事故发生率是非睡眠呼吸暂停低通气综合征司机的 2 倍，特别是单人驾驶时的事故率则高达 13 倍。除交通事故外，其他操作性事故的发生，如塔吊、飞行等也与睡眠密切相关。许多 OSAHS 患者的社交能力下降，家庭成员之间关系紧张，甚至会造成婚姻的失败。

兰州大学第二医院重症医学一科　董晨明

28

小儿急性腹泻该注意什么？

（1）认识急性腹泻

　　每次宝宝腹泻，家长都会很纠结，要不要去医院？什么时候去医院？本节我们就来聊一聊，宝宝腹泻后，出现了哪些情况需要去医院，到医院就诊又该注意些什么。

　　如果宝宝出现了脱水症状，比如，宝宝超过 6 小时都没有尿尿了，哭闹时眼泪明显比以前少，甚至干哭没有眼泪，或者嘴巴特别干燥，眼窝和平时相比明显凹陷，小一些的婴儿还可能会前囟凹陷，也就是额头顺着头顶往后的地方比以前明显凹下去很多。这些都说明宝宝可能出现了不同程度的脱水，应该及时补充水分和电解质，同时到医院就诊。

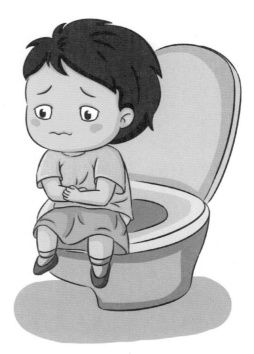

　　如果宝宝大便次数过于频繁，和正常情况相比，每天大便多出 7 ~ 8 次，或者，宝宝出现水样便，甚至大

便里带血。也应该及时到医院就诊，找找原因。

如果宝宝腹泻后频繁呕吐无法进食，或者宝宝拒食不吃东西了，表现出些许烦躁，或许精神萎靡、严重嗜睡，甚至惊厥抽搐起来等，都可能说明孩子病情加重了，应该及时到医院就诊。

大点儿的孩子如果告诉家长，某个固定的地方持续性地疼痛，或者小婴幼儿长时间哭闹不止，应该及时到医院就诊。

新生儿或3个月以内的孩子出现了发热症状，或者再大一些的孩子持续反复高热，都应该引起家长重视，到医院找找原因。

以上说的这些情况，家长们一定要注意，及时带孩子去医院就诊。

（2）如何提高就诊效率

说到去医院，很多家长直接抱着孩子就去了，准备不充分，往往疲于奔波。一个常见的问题就是，腹泻的症状就医需要化验大便，但是有很多家长不清楚应该怎么准备宝宝的大便样本。

带腹泻的宝宝到医院就诊，医生一般都会要求检查便常规，来帮助我们查找引起腹泻的原因。有的家长好不容易带孩子看上医生了，检查也开了，需要收集大便样本的时候，宝宝不配合了。或者，等了好长时间准备好的样本，结果检查后医生说样本不合格，报告没有用，需要再查一遍。这时候，家长往往是又着急、又无奈。

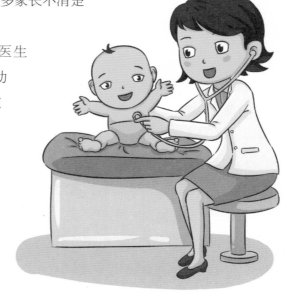

其实，当我们抱着宝宝排队候诊的时候，甚至从家里出发前，就可以准备宝宝的大便样本了，这样医生开完检查单，可以第一时间送检，及时拿回检查报告。

家长在收集宝宝大便样本的时候，还应该注意以下 4 个问题。

1）样本容器的选择　如果在医院，可以直接使用医院提供的专用便盒，使用前家长可以留意一下，便盒是不是干净、干燥，然后再用。如果在家里，找一个干净、不吸水的容器也是可以的，比如干净的塑料袋、一次性纸杯或者小玻璃瓶。收集样本时，最好直接留取到容器内，不要混合尿液，也不能从尿不湿、纸尿裤上直接留取大便，因为尿不湿会迅速吸走大便中的有形成分，影响化验结果。如果宝宝大便偏稀，可以剪一块手机屏幕大小的保鲜膜，放在孩子肛门的位置，穿上纸尿裤，孩子排便后，把沾有大便的保鲜膜直接放在容器里，密封保存尽快送到医院就可以了。

2）送检样本的挑选　家长们可以先观察一下，宝宝的大便中，有哪些性状相对不好，比如粪便中的黏液、脓血、水样、泡沫样或者绿色成分，这些看上去和正常粪便性状不太一样的地方，应该作为重点取样对象。

3）送检时间问题　这个家长也比较关注，也经常纠结说宝宝大便的"保质期"是多久啊？一般粪便的送检时限是 1～2 小时，用冰袋保存也是可以的。粪便样本留取后，放置时间过长，会导致白细胞等成分分解破坏。但是，家长也不必太纠结，放置 1～2 小时是没有问题的，如果能做一些低温保存处理，就更放心了。最后，我们提示一下，选取多少粪便样本就可以了呢？有的家长觉得是不是越多越好，有时能看到装了满满一盒子来的。其实不用！如果是医院提供的便盒，稀便半盒就够了，成形便或者软便蚕豆大小也够了。

4）有效就诊　另一个常见问题是，有的家长着急忙慌带孩子来医院了，可能在家不是他照看孩子的，医生一问孩子症状，家长好多信息都说不清楚。小一些的婴儿还不能很好表达，需要家长帮助宝宝描述病情，这就需要我们带孩子到医院前，在家收集做好宝宝的病情记录。比如孩子从什么时候开始腹泻的？每天大便多少次？每次大便性状怎么样？孩子有没有呕吐？呕吐了几次？孩子有没有发热？发热持续多长时间了？有时医生还会问："宝宝吃过什么药？身边家人或者学校小朋友有没有出现类似症状的？"这些信息都很重要，可以帮助医生判断病情。比如，宝宝如果伴有发热，可能医生就会考虑是不是消化道感染的问题。

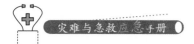

如果宝宝身边还有其他人症状相似，可能会考虑传染问题，等等。

总的来说，家长带宝宝到医院就诊前，应该先了解好具体病情，如果不是日常照顾宝宝的家长来医院，最好能准备一个在家观察到的病情记录，带到医院提供给医生。这样可以帮助医生更好地查找腹泻原因，对因治疗。

（3）治疗措施

带宝宝去了医院，医生也见了，接下来，家长可能都会关心，孩子腹泻应该怎么治疗呢？接下来介绍一下，宝宝腹泻在治疗中常用哪些药物和方法。

治疗儿童腹泻常用的药物有：低渗口服补液盐、微生态制剂和肠黏膜保护剂。多数急性腹泻，包括轮状病毒、诺如病毒引起的消化道问题，都可以用这3类药物治疗。

首先是低渗口服补液盐，这个家长都比较熟悉，主要用于预防和治疗脱水及电解质紊乱，对于减轻腹泻次数及腹泻量也有一定帮助。

另外是微生物制剂，也就是我们常说的益生菌，能调节肠道正常菌群生态平衡，抑制病原菌的侵袭，帮助恢复肠道微生态平衡。换句话说，腹泻扰乱了宝宝肠道微生物秩序，我们可以补充新的有益菌群，帮助恢复秩序。目前，市面上有很多益生菌产品，建议家长们在医生指导下选用。

北京协和医院儿科　李冀

29

如何处理急性高热？

人是恒温动物，体温是相对恒定的，无论寒暑、日夜体温都不会随外界温度变化而显著变化，当体温超过正常体温的最高限度时称为发热，就是平常人们所说的发热。

人体内有专门负责管理体温调节的部位（大脑皮质与丘脑下部），我们将其称之为体温调节中枢，其让我们体温保持相对恒定。体温可因内外界环境因素的影响而稍有波动，不同的人或同一个人在不同时间的正常体温略有差异，但波动一般不超过1摄氏度。

一般女性体温较男性稍高；妇女月经前和妊娠期体温稍高；下午比早晨稍高；剧烈运动、劳动或进餐后、高温作业时体温升高；儿童代谢率高，体温可略高于成人；老年人基础代谢率降低，其体温较青

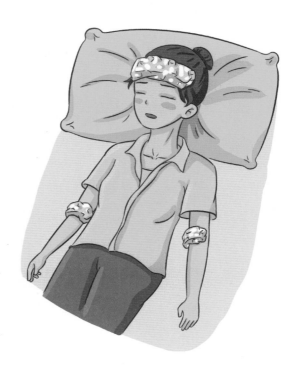

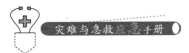

年人低。

当体温升高超过 39.1 摄氏度时，即为急性高热。常见引起高热的病因：多发生于致病力强的细菌或病毒引起的急性感染，如急性肺炎、急性肾盂肾炎、细菌性痢疾等。

（1）发热分型

根据腋下体温的高低分类。①低热：37.4～38.0 摄氏度。②中等度热：38.1～39.0 摄氏度。③高热：39.1～41.0 摄氏度。④超高热：大于 41 摄氏度。

（2）发热与疾病

人体温升高时，常会出现疲乏、肌肉酸痛、畏寒或寒战等症状。

若体温骤升，在几小时内达 39～40 摄氏度或以上，伴有寒战，常见的疾病是大叶性肺炎、疟疾、急性肾盂肾炎等。

体温达到高峰后，常常会出现皮肤潮红、呼吸加快、出汗等症状。体温持续在 39～40 摄氏度，维持高热数小时的常见病可能是疟疾。

高热维持数天，24 小时波动范围不超过 1 摄氏度，可能是流行性感冒、大叶性肺炎，而维持达数周的可能是伤寒。

体温在 39 摄氏度以上，波动幅度大，24 小时内体温差达 2 摄氏度以上，体温最低时一般仍高于正常体温，可能的疾病是败血症、风湿热、重症肺结核、化脓性疾病等。

当患者表现为高热期与无热期交替出现，无热期持续 1 天至数天，反复发作，可能的疾病是疟疾、急性肾盂肾炎等。

发热不规则，无一定规律，可能的疾病是结核病、风湿热、支气管肺炎、渗出性胸膜炎、感染性心内膜炎等。

（3）与发热伴随的症状

发热是很多疾病共有的症状，通常作为全身症状之一，对于疾病的诊断不具特异性。因此，必须注意发热以外的具有疾病特征性的症状，如胸痛、腹痛、腰痛、咳嗽、呕吐、腹泻、黄痰、皮疹及大小便的变化等。这对于疾病的诊断是至关重要的。

发热同时出现咽痛、胸痛、咳嗽、咳痰等症状时，考虑可能为急性扁桃体炎、急性上呼吸道感染、支气管炎、肺炎、胸膜炎等。

发热同时出现腹痛、恶心、呕吐、腹泻等症状时，考虑可能为急性胆囊炎、细菌性痢疾、食物中毒、急性阑尾炎、急性胰腺炎等。

发热同时出现腰痛、尿频、尿痛等症状时，考虑可能为急性肾盂肾炎等。

发热同时出现皮疹，考虑可能为麻疹、风疹、水痘、猩红热、伤寒等。

（4）急性高热时的处理

①弄清其病因，随后对疾病本身进行治疗，热即可退。②要卧床休息，尽量避免外出，要注意多饮水，以补充由于发热出汗而丧失的水分。另外，发热时常常没有食欲，可吃些清淡、易消化的食物。③针对高热患者，家属可以采取物理降温，在塑料袋中装入冰块制作成简易冰袋，将冰袋放置在额头、肘窝、腋窝、颈部及大腿根部等存在浅表大动脉搏动的地方，也可以使用毛巾蘸温水或浓度40%的酒精在上述位置进行擦拭，但是不要对心前区和背部进行擦拭，尤其是酒精刺激性较大，不应当用于孩子。④同时应及早去医院就诊，对引起发热的疾病进行诊治。

郑州大学第一附属医院综合ICU 梁火燕 宋高飞 孙同文

宁波市第一医院呼吸与重症医学科 宋建平

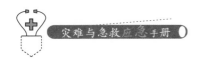

30

发热患者必须物理降温吗?

(1) 发热定义

正常情况下，人体体温：口腔温度 36.3～37.2 摄氏度（平均 37.0 摄氏度），肛温 36.5～37.7 摄氏度（平均 37.5 摄氏度），腋温 36.0～37.0 摄氏度（平均 36.5 摄氏度）。当任何原因引起体温升高超过正常范围，即为发热。以口腔温度为例，37.3～38.0 摄氏度为低热，38.1～39.0 摄氏度为中等热，39.1～41.0 摄氏度为高热，41.0 摄氏度以上为超高热。当腋温超过 37 摄氏度或口腔温度超过 37.5 摄氏度称为发热，24 小时人体体温波动在 1 摄氏度以上也可称为发热。

正常人体温保持恒定，是受丘脑下部体温调节中枢调控，并通过神经、体液因素使产热和散热过程保持动态平衡。

当人体因致热原作用使体温调节中枢调定点上移，或各种原因引起体温调节中枢功能障碍，产热过多散热过少，使体温超出正常范围，即出现发热。

(2) 发热的原因

发热包括致热原性发热和非致热原性发热。致热原性发热包括细菌、病毒等病原微生物及其产物、炎性渗出物、无菌性坏死组织等吸收及某些药物引起发热。非致热原性发热包括中暑、颅脑损伤、脑出血、癫痫持续状态、甲状腺功能亢进、大面积烧伤及广泛皮肤病变等引起的发热。

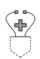

（3）发热对人体的影响

　　发热是机体对许多疾病的一种反应。一定限度内的发热刺激机体生理性防御反应启动，增强机体防御功能。此时，白细胞生成增多，肝的解毒功能增强，物质代谢速度加快，有利于人体战胜疾病。当然，发热会引起人体的不适感，高热或持续发热会伤害组织细胞，增加机体消耗，加重器官负荷，严重情况下甚至可导致器官功能衰竭、死亡。因此，对高热和持续发热患者应给予降温处理。

（4）发热处理

　　在积极去除发热病因的同时，应进行降温治疗。常用的降温方法有两种：药物降温和物理降温。

　　1）**药物降温**　药物降温对致热原（感染、炎症、坏死组织吸收）引起的发热有效，对非致热原（中暑、颅脑损伤、脑出血等）导致发热无效。最常使用的降温药物是非甾体类解热镇痛药，如阿司匹林、对乙酰氨基酚、吲哚美辛、布洛芬等。

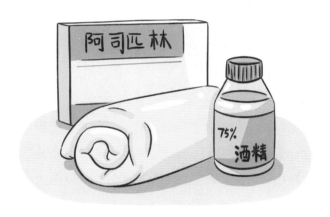

这类药物通过抑制中枢环氧酶（前列腺素合成酶）活性，减少前列腺素产生，使下丘脑体温调节中枢调定点下移——出汗使体温下降，对正常体温无影响。

　　2）**物理降温**　物理降温是另一重要的降温方法，它通过将人体热量传导到比自身温度低的大气或另一种物体中，以降低体温。常用的物理降温方法有：①擦浴法。主要是使用温水或75%医用酒精擦拭腋窝、肘窝、腹股沟和腘窝等大血管经过的浅表处。②冰袋和冰帽降温法。冰块放置于腋窝、肘窝、腹股沟和腘窝等大血管经过的浅表处。对头部进行降温时，可将冰块置于头顶。③冷盐水灌肠法。使用4摄氏度冰水不保留灌肠方式，达到降中心体温的效果。④医用冰毯降温法。⑤血液滤过降温法。

（5）物理降温适宜哪些患者

物理降温对致热原所致发热和非致热原所致发热均可有效。但发热患者是否必须给予物理降温呢？答案是否定的。

1）下列患者适宜物理降温 ①中暑/热射病、严重颅脑损伤所致中枢性高热时人体的产热大于散热，但人体体温调定点不变，应进行迅速物理降温。②发热患者处于高温持续阶段或体温下降阶段，人体体温调定点不再上升或在正常水平，则根据情况进行物理降温。③无其他基础疾病中低度发热者可以根据情况使用物理降温。

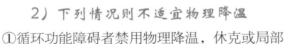

2）下列情况则不适宜物理降温
①循环功能障碍者禁用物理降温，休克或局部循环障碍（如淤血、缺血、血栓）患者禁用物理降温。②人体发热的体温上升阶段，皮肤血管收缩，冷敷或酒精擦浴等物理降温方法会加重皮肤等血管收缩，影响人体散热，不可进行物理降温；感染、炎症反应时，冷敷或酒精擦浴不能使体温调定点降低，反而会因寒冷刺激可引起畏寒和颤抖，加重缺氧和原发病等。③慢性关节炎、慢性炎症或深部组织化脓性伤口者，组织损伤、皮肤破溃或水肿者禁用。此时受冷可导致血液循环不良，加重组织损伤，影响伤口愈合。④年龄 ≥ 65 岁老人和 ≤ 6 个月婴儿，抵抗力弱，不宜物理降温，特别是酒精擦浴。⑤酒精过敏者禁用酒精擦浴；对冷敏感者禁用冷敷，其受冷后会出现寒战。

天津医科大学总医院　幺颖　柴艳芬

31

小儿高热惊厥如何处理？

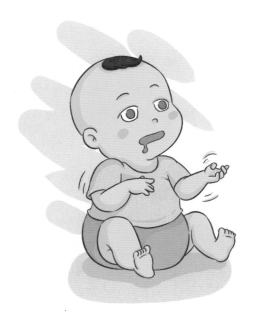

　　大多数情况下，孩子发热时，在体温快速上升阶段出现惊厥抽搐的表现，被称为热性惊厥。以前认为是高热引发的，所以叫高热惊厥，但事实上只要体温高于 38 摄氏度都可能发生惊厥，而不只发生于高热状态，所以叫"热性惊厥"，每 100 个孩子里大约有 4 个在发热时会出现热性惊厥。

　　热性惊厥的原因现在还不清楚，可能和孩子神经系统发育不完善有关，热性惊厥首次发作多发生在 6 个月到 3 岁之间，若孩子直系亲属有热性惊厥史，则发生热性惊厥的风险相对较高。

　　发热惊厥时，往往全身僵直、四肢抽动、双眼翻白、意识不清，甚至口吐白沫、大小便失禁。每个家长看到孩子这个样子都会惊慌失措，有的往孩子嘴里塞东西来防止咬伤。有的强行按住孩子不让他抽，有的去掐人中，但这些做法都是错误的。这些错误的做法不但没有任何好处，还可能给孩子造成伤害。

正确做法是让孩子在床上或安全的平地躺下，解开衣领，让孩子头偏向一侧，以防呕吐时误吸呛咳引起窒息。由于惊厥发作一般不会咬伤舌头，即使咬伤所致的损伤也较轻微，家长不要往孩子嘴里塞东西或给药，因为强行掰开孩子的嘴可能造成损伤，塞进去的东西还可能损伤牙齿，甚至堵塞呼吸道，引起窒息。此外，强行按住孩子，用力掐人中阻止不了抽搐，反而可能给孩子造成损伤，因此这些做法并不可取。

作为家长，需要记录一下孩子抽搐的时间，如果有可能，拿手机把孩子抽搐的情形录下来，好让医生判断病情。大部分的热性惊厥持续时间不超过 5 分钟，也有的孩子惊厥持续时间较长甚至反复发生惊厥的。因此，孩子发生惊厥抽搐后应该去医院就诊检查，如果最后确认是简单性的热性惊厥，一般无须特别处理，但医生需要检查一下发热的原因，是否需要进一步做别的检查，要由医生检查孩子后再决定。

家长们希望知道如何能够预防热性惊厥的发作，但遗憾的是目前并没有安全可靠的方法能预防热性惊厥的发作，孩子是否会再次抽搐取决于孩子自身，例如首次热性惊厥时不到 1 岁，再次抽搐的可能性大约为 50％，直系亲属有热性惊厥史的，再次抽搐的风险也更大。所幸的是孩子 3 岁以后再抽的机会就小了，5 岁后就更小了。

那么，积极使用退热药物能否预防热性惊厥呢？目前的医学研究已经证明，儿童常用的退热药物（布洛芬和对乙酰氨基酚）无法预防热性惊厥的发生。因此，对于热性惊厥的孩子，发热时口服退热药能帮助退热，但并不能帮助预防和减少热性惊厥的发作。但是如果孩子低热或者不发热就出现抽搐，那可能不是热性惊厥能解释的了，需要找专业的儿科神经医生就诊。

北京协和医院 儿科 李冀

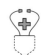

什么是"流感"？

（1）什么是流感？

　　流感病毒导致的急性呼吸道感染性疾病就是流感。普通感冒是流感吗？不是，从致病原、症状、病程、传染性，到流行特点等都不一样，详细的不同之处见下表。

流感与普通感冒的区别

	流感	一般感冒
致病原	甲型、乙型、丙型流感病毒	多种，鼻病毒、腺病毒、冠状病毒多见
症状	相对重，高热、头痛、全身酸痛、鼻塞、流涕、胸痛等，严重者可并发呼吸、循环衰竭、甚至死亡	相对轻，低热、喷嚏、流涕、鼻塞等
病程	1～2 周	1～5 天
传染性	强	较弱
流行特点	我国多春、冬季，呈周期性、暴发性，如 H_1N_1 流感	春、秋、冬季，多散发
疫苗	有	无

（2）流感可以自愈吗？

　　流感可以自愈。但相较于普通感冒，流感症状更重，持续时间更长，可能会

产生危及生命的并发症，导致呼吸、循环衰竭。因此我们应该意识到——流感可能致命。1918 年的西班牙流感大流行，死亡人数估计在 5 000 万到 1 亿人之间。虽然每年的发生率变化很大，但流感病毒平均每年会造成全球 300 万～500 万人感染，50 万人死亡。因此，如果出现诸如高热不退、意识障碍、呼吸困难等问题，应该及时就医，特别是相对虚弱的人，如儿童、老人和慢性疾病患者更应注意。

（3）流感是怎么传染的？

流感可由咳嗽、打喷嚏时的飞沫传播。若手摸到有病毒的表面，如门把手后没有洗手，再去揉眼睛、摸鼻子、吃手指，就容易感染。所以提倡重视用手卫生，生病后更应注意自我隔离。

（4）流感能不能预防？

能。首先，注射流感疫苗是最有效的预防措施之一，世界卫生组织建议高危人群（如老年、幼儿，患有心、肺等慢性疾病的患者）接种疫苗。每年流感流行前，可在当地的疾病预防控制中心或社区卫生站问询、接种。其次，做好防护，如注意用手卫生，加强空气流通，流感流行期间戴口罩，不去人较多的场所等。最后，平时注意多运动、营养均衡、避免疲劳。打了疫苗就不会得流感？不一定。疫苗不是万能的，流感病毒有多种，而且可通过突变不断演化，因此打了疫苗也可能得流感。

（5）得了流感怎么办？

不要恐慌。大部分人可自愈。多喝水、多休息，注意避免传染他人。若出现持续高热等严重流感症状，应及时就医，由医生决定是否应用奥司他韦等抗病毒药物。胡乱自行服用药物，弊大于利。

第四军医大学西京医院 ICU 中心　张西京

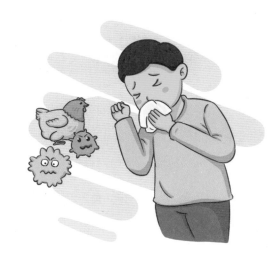

禽流感能传播给人吗？

我们通常所说的"感冒"，在医学术语中称之为急性上呼吸道感染，多数是由病毒感染引起，如果飞鸟家禽得了流行性感冒，就是我们简称的"禽流感"，民间也称作鸡瘟。常见的有甲型流感病毒、乙型流感病毒、丙型流感病毒3种病毒。以甲型流感病毒的致病力最强，让飞鸟家禽得感冒的甲型流感病毒，就是禽流感病毒。

（1）禽流感的传播途径是什么？

禽流感的传播有病禽与健康禽直接接触和病毒污染物间接接触两种。禽流感病毒存在于病禽和感染禽的消化道、呼吸道和禽体脏器组织中，也可随眼、鼻、口腔分泌物及粪便排出体外，健康禽可通过消化道感染发病，也可以通过空气经呼吸道感染发病。带有禽流感病毒的禽群和禽产品的流通可以造成禽流感的传播。

（2）禽流感能感染人吗？

禽流感病毒一般不会轻易直接感染人类，但是可通过消化道和呼吸道间接传染给人。有些哺乳动物呼吸道的上皮细胞存在着与禽流感病毒结合的受体，流感病毒的红细胞血凝素专门与感染细胞上的受体结合，病毒得以进入细胞内导致细胞感染，然后逐渐变异成可以感染人类的病毒。禽流感病毒与人流感病毒的基因重组，会使病毒的传染性和致病性变得更强大。

（3）人感染禽流感后有哪些表现？

早期表现类似普通流感，主要为发热，体温大多在39摄氏度以上，持续1~7天，可伴有流涕、鼻塞、咽痛、头痛、全身不适，部分患者可有恶心、腹痛、腹泻、稀水样便等消化道症状。除了上述表现之外，人感染高致病性禽流感重症患者还可出现重症肺炎、呼吸窘迫，甚至导致死亡。

（4）禽流感病毒有哪些特性？

禽流感病毒适宜在低温、高湿环境下存活，对低温有很强的适应能力，对热比较敏感，禽流感病毒在零下20摄氏度左右可存活40多个月，但在65摄氏度加热30分钟或煮沸状态下3分钟即可灭活。如果用紫外线直接照射，可迅速破坏其传染性。

（5）如何预防禽流感？

增强机体抵抗力，避免不良习惯可以有效预防禽流感。另外，保证充足的睡眠，均衡饮食，加强体育锻炼等也可以减少禽流感的发生。减少与禽类不必要的接触，尤其是与病、死禽的分泌物、粪便接触，养成良好的个人卫生习惯。购买经过检疫的禽类产品，食用前烹调加热充分。若怀疑人感染禽流感时应及时就医，及早应用抗禽流感病毒药物等。

第四军医大学西京医院ICU中心　张西京

34

"癔球症" 是什么？

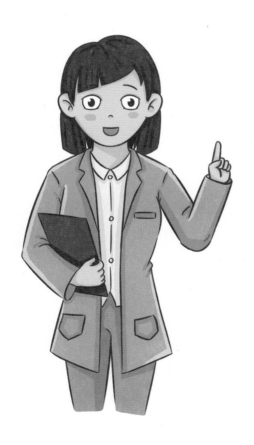

　　在门诊甚至是急诊夜班时常见到这样的患者，就诊时焦急地指着自己的喉咙，诉咽喉部异物感觉，咽不下去，也吐不出来，经常用手指抠自己的咽喉部，引起一阵阵恶心，但上述症状仍然持续，查体咽喉部充血表现，但无扁桃体肿大，无异物；追问病史，上述症状已经持续数月甚至数年，患者曾多次、多地、多科室就诊，忧心忡忡，苦不堪言，深信自己得了不治之症。经过查看既往就诊资料，就诊科室包含了口腔科、耳鼻喉科、消化科、胸外科、心脏科、免疫科等；检查囊括了喉镜、胃镜、颈部超声、颈部 CT、颈部核磁、消化道钡餐等；各种血液检测，包括肿瘤标记物、免疫功能等；用药史包括了咽炎片、奥美拉唑、吗丁啉、黛力新，还有各种各样的中药汤剂；

面对这样的患者，我们考虑他很可能是一位"癔球症"患者。

癔球症（中医称为"梅核气"）是指持续或间断发作的咽喉部异物感，这种异物感通常位于甲状软骨和胸骨上窝之间，无疼痛感，无吞咽困难和吞咽疼痛。癔球症患者以女性居多，特别是更年期女性。

从精神医学的角度，癔球症是心理障碍或者心理压力的转化症状。当人们因内外因素引起心理压力时不一定都以典型的外显情绪和行为形式表现出来，而是以一种转换的方式，以躯体的某种症状来"表达"，在精神医学中把这种现象称之为"躯体化障碍"。

目前癔球症诊断必须符合以下所有条件。

- 持续性或间断性、非疼痛性的咽喉哽咽感或异物感。
- 感觉在两餐间出现。
- 无胃食管反流导致该症状的证据。
- 无吞咽困难或吞咽疼痛。
- 无组织病理学依据的食管动力障碍。

以上症状出现至少 6 个月，近 3 个月符合以上标准。

所以该疾病为以病史为主的排除性诊断，通过体格检查，喉镜、食管镜检查、钡餐造影或食管测压检查，排除了甲状腺疾病、食管反流性疾病、口咽部占位及炎症、贲门失驰缓症、弥漫性食管痉挛等。

对于癔球症，暂无有效治疗方法。常规治疗药物如促胃肠动力药、抑酸药物、解痉药物等。上述药物仅在短期可以稍微缓解症状，但停止服药后，复发率往往较高。当药物治疗效果不佳，应重视患者的精神因素，辅以心理支持治疗。

天津医科大学总医院　金良　柴艳芬

35

如何判断急性烧伤或烫伤后严重程度及烧伤面积？

急性烧伤或烫伤后，烧伤严重程度的评估取决于烧伤面积、烧伤深度、烧伤部位、致伤方式及患者基础情况。如对严重程度判断不清，送医不及时，可能导致患者死亡。因此，本节在此将急性烧伤及烫伤严重程度的简单评估方法给大家做以下介绍。

（1）烧伤面积的判断

①对于面积较小的烧伤和烫伤，可以采用"手掌法"。即五指并拢，1 个手掌面积就是 1%，需以患者本人的手掌来测量。②中国"九分法"，适用于大面积烧伤。因儿童头部面积较大，计算方法和成人不同。

成人和儿童的烧伤面积计算"九分法"

部位	占成人体表面积（%）		占儿童体表面积（%）
头颈部	发部	3	9 +（12 − 年龄）
	面部	3	
	颈部	3	

部位	占成人体表面积（%）		占儿童体表面积（%）
双上肢	双手	5	同成人
	双前臂	6	
	双上臂	7	
躯干	躯干前	13	同成人
	躯干后	13	
	会阴	1	
	双臀	5	
双下肢	双大腿	21	46－（12－年龄）
	双小腿	13	
	双足	7	

注：12岁以下小儿因头部面积较大，下肢较短，计算方法不同于成人。

（2）烧伤深度判断

目前多采用"三度四分法"。

Ⅰ度烧伤，仅伤及表皮，表现为皮肤发红，具有刺痛感，一般1周内可愈合。

浅Ⅱ度，伤及浅层真皮，表现为皮肤红肿、剧烈疼痛，可见大水疱，基底红润。可发生感染，一般2～3周可愈合，仅留下色素沉着，一般不会形成瘢痕。深Ⅱ度，伤及深层真皮，表现为疼痛迟钝，可见水疱，基底红白相间。可持续数周，如转为Ⅲ度烧伤并发生感染，需要外科清创，可产生瘢痕。

Ⅲ度伤及真皮、皮下组织甚至肌肉，创面苍白、焦黄甚至碳化，痛觉消失，需要外科清创甚至截肢。

烧伤部位对于严重程度判断也很重要。如头面颈部烧伤、呼吸道、四肢或躯干的烧伤。当伤员面颈和前胸烧伤，特别是口、鼻周围深度烧伤者，表现为鼻毛烧焦，口唇肿胀，口咽部红肿有水疱或黏膜发白。当出现刺激性咳嗽，痰中有炭

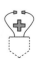

屑，声嘶、吞咽困难或疼痛，有呼吸困难或肺部可闻哮鸣音时，要高度警惕吸入性损伤的存在。

根据上述情况，结合我国 1970 年上海烧伤会议拟定标准及近年来研究进展，将烧伤分为轻度、中度、重度和特重度 4 类。

1）轻度　总面积 10% 以下的 Ⅱ 度烧伤，或体表总面积小于 2% 的 Ⅲ 度或 Ⅲ 度以上烧伤。

2）中度　总面积在 11%～30% 之间或烧伤面积小于 9% 的 Ⅲ 度烧伤。

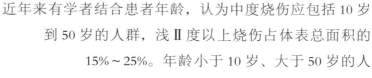

近年来有学者结合患者年龄，认为中度烧伤应包括 10 岁到 50 岁的人群，浅 Ⅱ 度以上烧伤占体表总面积的 15%～25%。年龄小于 10 岁、大于 50 岁的人群：浅 Ⅱ 度以上烧伤占体表总面积在 10%～20%。Ⅲ 度或 Ⅲ 度以上烧伤占体表总面积的 2%～10%。

3）重度　烧伤总面积在 31%～50% 或 Ⅲ 度面积在 10%～19%，或烧伤面积不足 31%，但有下列情况之一：①全身情况严重或有休克；②复合伤（严重创伤、冲击伤、放射伤、化学中毒、电烧伤等）；③中、重度呼吸道烧伤（呼吸道烧伤波及喉以下者）。此外，也有学者提出即使烧伤面积和深度未达到上述标准，任何涉及手部、面部、脚部或会阴部位的烧伤、烧伤覆盖主要的关节部位、围绕四肢任意部位一圈的烧伤或婴幼儿烧伤等也应认为是重度烧伤。

4）特重烧伤　总面积 50% 以上或 Ⅲ 度烧伤面积达 20% 以上者。

其中中度至特重度烧伤患者需立刻送至烧伤专科医院就诊。

解放军总医院重症医学科　胡婕　周飞虎

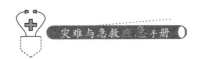
36

烧烫伤如何家庭急救？

前文已经详述了需要紧急送医，特别是送至烧伤专科医院。本文则主要列举家庭急救的简单措施。

（1）轻度烧伤的急救原则

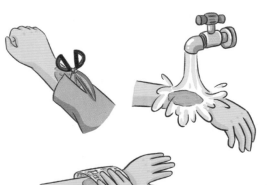

①降温。第一时间，流动冷水（不是冰水）冲洗或用湿纱布覆盖创面直至疼痛减轻。水温以 5～20 摄氏度为宜，至少持续 30～60 分钟。②在水肿出现以前去除紧贴创面的物品，例如戒指等，注意动作轻柔。

脱去衣物。边冲洗边轻柔脱掉伤者外衣。如衣服粘住皮肉，不能强扯，可以用剪刀剪开。③对于Ⅰ度烧伤可在疼痛减轻后涂抹乳液或止痛药物。对于Ⅱ度烧伤，尽量保留疱皮。水疱可降低感染风险，如水疱破坏，可清洗后涂抹抗生素软膏，但如果出现皮疹，则不要使用抗生素药膏。创面不要涂抹牙膏、酱油等有色物质，以免影响医生对伤情的判断。

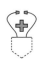

（2）重度烧伤的急救原则

①避免进一步损伤。应迅速离开密闭和通风不良现场。避免发生吸入性损伤和窒息。禁止直立奔跑呼叫，禁止用手拍打火焰。②保证烧伤患者呼吸通畅。③去除首饰、腰带及其他束缚创面的物品。④干净纱布覆盖创面。⑤不要把大面积创面浸入水下，避免造成低体温。⑥抬高患处。⑦观察休克症状，如昏厥、面色苍白或呼吸困难。

（3）特殊烧烫伤的急救原则

1）吸入性损伤 风险较高患者，在等待送医过程中可帮助伤者清除口鼻分泌物，侧卧保持呼吸道通畅。

2）电击伤 主要危险在于体内烧伤，先将电源切断，或用绝缘体（如干木棒等）将电源移开。实施救护人员须戴橡胶手套，穿橡胶鞋。电击伤患者非常容易出现心跳、呼吸骤停，在确认安全后，须立刻评估患者情况，及时进行心肺复苏，直到专业救护人员到达。

3）化学烧伤 患者需迅速脱去化学物沾染的衣物、鞋袜。大量清洁水冲洗以减少化学物质残留加重损伤。但值得一提的是，如果是浓硫酸或石灰烧伤，不能立刻冲洗，需要先用干净衣物擦干，后予以大量温水或清水反复冲洗残留强酸。这是因为浓硫酸和石灰遇水会发生化学反应，迅速产热，加重烧伤。此外，不要因伤者而停止冲洗。黄磷烧伤时，大量冲洗且用水浸泡，并用多层湿布覆盖创面，避免创面的磷颗粒与空气接触起火。

大面积烧伤患者一旦出现口渴的症状，切忌给患者随意喝白开水，否则可能造成水中毒和急性胃扩张，引发脑水肿等并发症。可在患者意识清醒的前提下，酌情补充盐开水。

解放军总医院重症医学科 胡婕 周飞虎

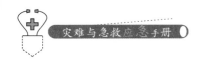
37

双人心肺复苏的抢救要领是什么?

双人心肺复苏即两人同时进行徒手心肺复苏,一人进行心脏按压,另一人进行人工呼吸。

2015年美国心脏协会心肺复苏及心血管急救指南建议将院外和院内出现心搏骤停的患者区分开,以不同的生存链划分确保患者得到不同的救治途径。院外心搏骤停患者更依赖社区得到的救助,非专业救援人员必须识别出心搏骤停、进行呼救启动紧急救援抢救、开始心肺复苏、并给予除颤,直到专业急救人员接手。如果您第一个目击心搏骤停现场,该做些什么? 如果第二个到达心搏骤停现场,又该如何进行配合? 本文依据2015年及2017年美国心脏协会心肺复苏及心血管急救指南给予建议。

(1) 识别和启动应急反应系统

如果您作为第一目击者,不是专业施救者,发现有人突然意识丧失、晕倒于任何场所,建议在确认现场环境安全的前提下立即给予30次胸外按压和2次人工呼吸,也可以单纯给予30次胸外安压,同时呼叫其他目击者拨打"120"并帮助寻找体外自动除颤器。如果您第二个到达现场,建议立即呼叫"120"并帮助寻找急救设备,同时做好人工呼吸和接替第一目击者胸外按压的准备。呼叫电话时注意说明地点、时间、事件、现场情况、需要什么样的指导和救助。

（2）即时高质量心肺复苏

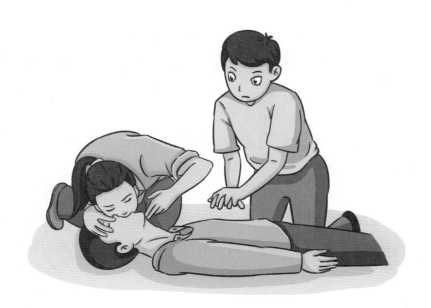

　　如果您和另一目击者有人受过专业急救技能培训，应该担任主要胸外按压施救者，必要时进行替换。一人进行胸外按压时，另一人进行人工呼吸。按压时定位需要准确，成人男性位于胸骨中下 1/3 交界处约胸骨正中双侧乳头连线水平，如果不能准确定位，可按压胸骨下半部。按压姿势正确，一只手掌根按压，另一只手按在手背上，肩、肘、掌根垂直向下按压。按压深度至少 5 厘米，频率为 100～120 次 / 分，每次按压后使胸壁充分回弹，但掌跟部仍不离开胸壁以免位置改变，避免按压间隙依靠在患者胸上，确保胸廓回弹。按压时数出按压次数，30 次按压后另一施救者给予人工呼吸，人工呼吸时暂停胸外按压，注意观察胸廓起伏，确保通气有效。为确保胸外按压质量，按压者不能感觉疲累，胸外按压和人工呼吸人员对换，胸外按压中断时间在 10 秒以内。

（3）快速除颤

　　如果周围有体外自动除颤器，您应该迅速按电极片提示连接电极片，连接完毕后按语音提示，提示停止按压、分析心律时暂停按压，如果是可除颤心律，除

颤器会给予除颤提示，放电时注意所有施救者离开患者，防止被除颤器电击，除颤完毕后立即给予 5 个循环的胸外按压和人工通气，然后再次分析心律，必要时再次进行除颤。

（4）基础及高级急救医疗服务

基础生命支持是徒手心肺复苏，如果患者自主循环恢复，专业急救人员到达后送院进行进一步诊疗。专业人员接手后如果未复苏成功，会进行人工气道建立、机械通气、循环辅助仪器监测、药物液体使用、电除颤、病情疗效评估、脏器功能维持等高级生命支持。

旁观者心肺复苏在院外心搏骤停患者的抢救中十分重要，因为有研究表明，心搏骤停患者最初 4 分钟内如果接受旁观者施救，心肺复苏成功率高达 50%，而专业急救人员到达后往往错过最佳抢救时机。通过本节的学习，希望您在目击心搏骤停发生时能够及时挺身而出，挽救更多人的生命。

河南省人民医院急诊内科　秦历杰

突发意识丧失——心脏按压的注意事项及常见错误有哪些？

2017 年美国心脏协会心肺复苏及心血管急救指南建议对于院外心搏骤停的成年人，未经训练的目击者应提供仅胸部按压的心肺复苏；接受过仅胸外按压训练的目击者应该提供仅胸部按压的心肺复苏；接受过胸外按压和人工呼吸的目击者除了提供胸外按压，还应提供人工呼吸。

（1）心肺复苏的发展背景

1950 年美国 Peter Safar 和 James Elam 开始使用人工呼吸复苏患者，1960 年封闭式胸外按压与人工呼吸相结合诞生了心肺复苏术，1966 年 Zoll 提出的电击除颤和人工呼吸胸外按压构成了现代心肺复苏术，通过不断更新和完善，心肺复苏成功率仍不能令人满意。我国心脏性猝死发生率为每年 41.84/10 万（0.04%），即使美国心脏性猝死抢救存活率也仅小于 5%。因为 70% 以上的猝死发生于院外，如果 4 分钟内实施专业的心肺复苏，抢救成功率高达 50%，而实际情况是心肺复苏目前仅在医务人员圈内普及，心搏骤停第一目击者可能是任何一个人，如果目击者没有经过专业的急救培训，患者就会错过黄金 4 分钟的最佳救治时间。当您第一时间目击心搏骤停患者时应该做什么？不应该做什么？本文依据 2015 及 2017 美国心脏协会心肺复苏及心血管急救指南给您进行建议。

（2）判断有无意识

发现患者倒地，首先判断现场环境有无危险因素以免影响救治，判断患者意识，注意轻拍重唤，如果无意识，现场仅自己时，先进行 1 分钟的心肺复苏，再拨打"120"寻求专业急救人员帮助，现场有其他人时可呼救请别人拨打电话并寻找体外自动除颤器，注意复苏前将患者去枕仰卧于地面或硬板床，改变患者体位前注意检查有无颈部损伤，口鼻咽腔有无异物。

（3）有效的胸外按压

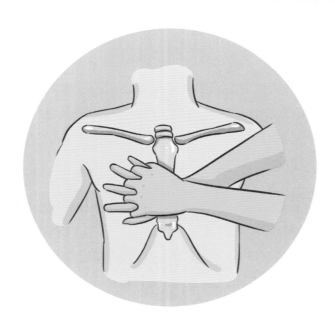

首先找准位置，在胸骨中下 1/3 交接处，成年男性约在胸骨中线双侧乳头连线水平；一只手掌根放于按压部位，固定不要移动，另一只手放按压手背上，双手掌根重叠，十指相扣，两肩、臂、肘垂直向下按压，每次抬起时，应使胸壁充分回弹，保持按压位置不变。按压应连续不中断，中断时间不能超过 10 秒；其次，按压深度至少 5 厘米，频率 100～120 次 / 分，且每次要保证胸廓充分回弹，以保证脏器血流灌注。为保证按压质量，施救者每 2 分钟需要换人。有条件的按压质量评价可依据呼气末 CO_2 浓度和有创血流动力学监测，如果透皮氧分压（$PTCO_2$）＜ 10 毫米汞柱或舒张压（DBP）＜ 20 毫米汞柱，提示需要提高按压质量。

（4）开放气道与人工呼吸

开放气道手法之仰面抬颌法，患者无颈部损伤时一只手按压患者前额，使头部后仰，同时另一只手示指及中指将患者下颌托起。气道无异物时开始人工呼吸。口对口人工呼吸时，一只手将患者鼻孔捏紧，防止气体从鼻孔排出不能进入肺内，深吸一口气，屏气，用口唇严密包裹患者口唇不漏气，吹气时观察患者胸廓有起伏说明通气成功，吹气后口唇离开并松开捏鼻手指，使气体呼出。按压 30 次给予人工呼吸 2 次。

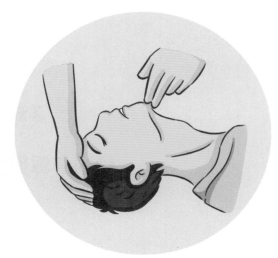

（5）复苏后评估

如果可触及颈动脉搏动，面色由紫绀转红润，瞳孔由大变小，对光反射恢复，眼球四肢有活动表现，出现自主呼吸，表明复苏成功。如果复苏 30 分钟以上，检查患者仍无反应、无呼吸、无脉搏、无瞳孔回缩，可终止复苏。

（6）电击复律

需要心肺复苏患者的心律，分为可除颤心律（室颤）和不可除颤心律（无脉室速、心脏停搏），对于室颤，应该优先选择电除颤，能量选择单相 360 焦耳或双相 120 ～ 200 焦耳，如果不知道如何选择，可使用最大能量。除颤后立即行 5 个循环的心肺复苏，然后分析心律和自主循环恢复情况，决定是否再次除颤。如果周围能找到自动除颤器，开机后按语音提示进行操作即可。

心肺腹苏术是不断发展和更新的，医务人员依据最新指南进行专业救助，而全民心肺复苏的普及对心搏骤停的救治成功率更有效，如果您之前不了解心肺复苏，目前指南推荐的最有效的方法就是单纯给予胸外按压，请您务必学习本节内容，如果您遇到身边人突发意识丧失，请您及时给予帮助。

河南省人民医院急诊内科　秦历杰

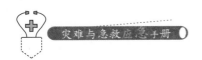
39

鱼刺卡喉如何处理？

鱼刺是肌间骨的通俗说法，鱼骨里含有丰富的钙质和微量元素，主要是碳酸钙及其他钙质（85%～94%），其他的成分就因种类的不同，以及部位的不同而有所差异。虽然鱼刺无毒，但是如果鱼刺卡在喉咙里不及时处理，也会引发严重后果。

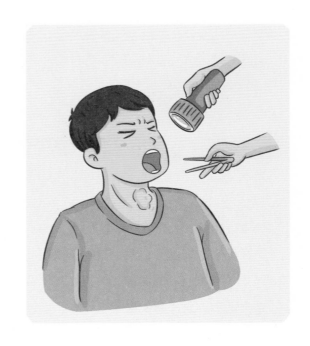

首先，一定要强调的是，咽口水、吞米饭、吃烙饼、喝醋等吞咽去除鱼刺的方法是不科学的。如果划破食管或者咽部，可能引发持续的感染。如果卡入的鱼刺比较大、比较硬、比较粗，那么有可能穿出咽部或者食管，甚至刺破大血管。这种情况下，随时可能出现大出血危及生命。因此，在遇到鱼刺卡喉的情况下，应该选择合适的方法去除鱼刺。

如果被鱼刺卡住，最科学的方法就是停止进食。可以试试反复轻咳，刺入浅的细小鱼刺可能会被咳出。也可以用汤匙或牙刷柄压住患者舌头的前部分，拿一个手电筒，仔细察看舌根部、扁桃体、咽后壁等，看是否能够发现鱼刺，如果发现了鱼刺看是否可以用镊子或筷子夹出。如果看不见鱼刺卡住的位置，鱼刺仍然弄不出来，说明鱼刺扎得比较隐蔽或扎在下咽部以下，且无法判断扎入的深浅程度，这时就应及时就医。

鱼刺的大小和卡住的部位不同，处理科室及方法也不同。口腔异物属于口腔科，下咽部、喉以上耳鼻喉科可处理，喉部以下为消化科，进入气管则需要呼吸科，如形成食管瘘则需要心胸外科介入，还有造成胃肠穿孔则可能需要看普通外科。

鱼刺位置表浅的话，可以选择在手电筒照射下用镊子取出。咽部下接食管，当鱼刺卡在咽部时，一般通过耳鼻喉科的耳鼻喉镜可以取出。当鱼刺深入到食管下段，则可借助消化内科胃镜予以处理，损伤小、恢复快。而对于一些较大的、形状不规则的或者位置特殊的、更为复杂的情况，可能还需要胸外科进行开胸手术。

切记：鱼刺虽小，不可轻率处理！

郑州大学第一附属医院综合ICU　王栋　孙同文
宁波市第一医院呼吸与重症医学科　宗建平

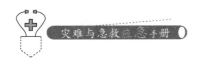
40 饮酒后容易出现双硫仑样反应的药物有哪些?

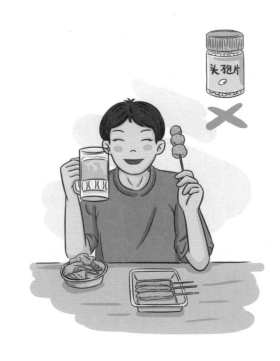

中国的酒文化源远流长、博大精深，从古代诗词中对于酒的描写就可见一斑。最早的诗歌总集《诗经》中就有 30 篇，即占 1/10 的篇章提到酒。诗人中喝酒名气最大的当属李白，其《将进酒》更是将酒写到了极致。但是，假如诗中的酒仙李白穿越到了现代，我们有什么需要提醒他呢? 每次饮酒前后又都需要注意些什么呢? 目前吃了头孢不能喝酒已成为了大家的共识，但是只有吃头孢后不能喝酒吗? 下面我们共同来探讨学习一下究竟什么是"双硫仑样反应"，哪些因素会导致"双硫仑样反应"及如何进行有效应对。

什么是"双硫仑样反应"

双硫仑样反应（disulfiram-like reaction）又称戒酒硫样反应或酒醉貌反应，

系指双硫仑抑制肝中的乙醛脱氢酶，阻挠酒精的正常代谢，致使饮用少量酒精也可引起乙醛中毒的反应。该反应多发生在用药或饮酒后 15～30 分钟，严重程度与用药量或饮酒量呈正相关，老幼及有基础心脑血管疾病者更甚。其主要表现为无力、面部潮红、眼结膜充血、视物模糊、头颈部血管剧烈搏动或搏动性头痛、头晕、恶心、呕吐、潮红、大汗、口干、胸痛、神志不清、心动过速或心电图正常或部分改变（如 ST-T 改变）、急性心力衰竭、呼吸困难、急性肝损伤、惊厥甚至过敏性休克等。在临床上，该反应常易被误诊为药物过敏或者心脏病发作，因此，在临床工作中，询问近期用药史尤为重要。

目前已知的可引起双硫仑样反应的药物有以下几类。

（1）抗菌药物

1）头孢菌素类抗生素　头孢哌酮（目前报道最多）、头孢哌酮舒巴坦、头孢匹胺、头孢孟多、头孢美唑、头孢美诺、头孢甲肟、头孢尼西、头孢替胺、拉氧头孢、头孢噻肟、头孢他啶、头孢曲松、头孢磺啶、头孢唑肟、头孢唑啉、头孢克肟、头孢克洛、头孢地嗪、头孢拉定、头孢西丁及头孢氨苄等。

2）咪唑类抗菌药物　甲硝唑（灭滴灵）、甲硝唑磷酸二钠、替硝唑、奥硝唑、塞克硝唑等。

3）其他抗微生物药　呋喃唑酮（痢特灵）、呋喃妥因、氯霉素、酮康唑、灰黄霉素、琥乙红霉素、磺胺类（复方磺胺甲噁唑）、异烟肼及奎纳克林等。

（2）降糖药物

氯磺丙脲、甲磺丁脲、苯乙双胍、格列本脲、格列齐特、格列吡嗪、妥拉磺脲、醋酸己脲及胰岛素等。

（3）其他药物

华法林、硫酸沙丁胺醇气雾剂（万托林）、莫西沙星、呋喃唑酮、三氟拉嗪、妥拉苏林、水合氯醛、氢氰胺及醋酸环丙孕酮等。

另外，不仅要注意服用上述药物期间避免饮酒，还要注意避免一些含酒精的药物制剂，如十滴水、藿香正气口服液、药酒制剂、酊剂及醑剂等；含酒精的

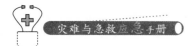

外用消毒皮肤制剂和外用擦浴降温酒精等也不能和上述药物同时应用。

那发生双硫仑样反应后如何有效处理呢？一旦出现双硫仑样反应，首先应及时停药和停用含酒精制品，轻者可自行缓解，对于较重或既往有心脑血管病史患者，要立即进行心电监护，密切观察生命体征，较重者需吸氧及对症治疗。可洗胃排出胃内酒精，减少酒精吸收，但有些学者认为由于酒精吸收迅速，催吐、洗胃和活性炭不适用于单纯酒精中毒患者，故洗胃意义不大。建议采用静脉注射地塞米松或肌内注射纳洛酮等对症处理，静脉滴注葡萄糖液、维生素 C 等进行护肝治疗，促进酒精代谢和排泄；心绞痛症状明显患者需改善冠状动脉循环；对休克的患者迅速建立静脉通路，快速补液，必要时给予多巴胺等升压药；对昏睡及昏迷患者应评估其气道和通气功能，必要时气管插管机械通气治疗；烦躁不安或过度兴奋；特别是有攻击行为者可酌情使用地西泮；消化道症状明显的患者可给予质子泵抑制剂应用。

应该告知患者在使用上述药物期间或停药 14 天内，避免饮酒或者进食含有酒精的食品，也希望大家能了解并熟悉这些因素，以避免不必要的麻烦。作为医务工作者，更应提高警惕，以防止漏诊、误诊而造成更为严重的后果。

郑州大学第一附属医院综合 ICU　张晓娟　孙同文

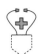

41

饮酒要适量——酒精中毒后如何处理？

"酒逢知己千杯少……""将进酒，杯莫停……""李白诗酒斗百篇……""何以解忧？唯有杜康"，中华文化源远流长，当然酒的文化也传承至今，无酒不欢的饭桌传统依旧盛行不衰。然而，正如广告所说"劲酒虽好，可不要贪杯哟"，不光劲酒，所有的酒都要适量饮用，因为饮酒过量导致酒精中毒会存在很多危险。严重的急性酒精中毒，早期出现面色潮红、脉搏加快、情绪激动、语无伦次、恶心、呕吐、嗜睡等症状，

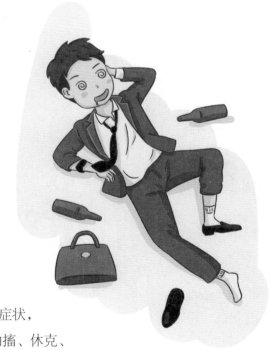

严重者可出现烦躁、昏睡、脱水、抽搐、休克、呼吸微弱等症状，还可出现高热、惊厥及脑水肿等，甚至因呼吸肌麻痹而死亡，需要速送医院抢救。那么当我们面对一个满脸通红、步态不稳、睡意正酣的酒精中毒者，我们该怎么处理？

（1）酒精中毒的分期

兴奋期：此时，酒精中毒者会出现兴奋、多语、欣快感、粗鲁无礼，甚至有攻击行为，也有表现得沉默少言。多数处于此期的人自认为没有醉，继续饮酒，也有安然入睡的。

共济失调期：表现为肌肉运动不协调，如走路步态不稳、言语含糊不清、视物模糊、恶心、呕吐、嗜睡。

昏迷期：进入昏迷状态，瞳孔散大、体温不升、血压下降、呼吸减慢，重者发生呼吸衰竭，危及生命。

（2）处理方法

1）急救处理 轻度醉酒者可禁止其继续饮酒，可让其静卧，最好是侧卧，以防吸入性肺炎，注意保暖。轻者饮用咖啡或浓茶可缓解症状，治疗可用柑橘皮适量，焙干，研成细末，加入食盐少许，温开水送服，或绿豆 50～100 克，熬汤饮服。较重者可用温水或 2% 碳酸氢钠溶液洗胃。重度酒精中毒者，应用筷子或勺把压舌根部，迅速催吐，然后用 1% 碳酸氢钠（小苏打）溶液洗胃。若中毒者昏迷不醒，应立即送医院救治。

2）一般醉酒者 经休息、饮茶即可较快恢复，中毒症状重者宜送医院诊治。

3）对昏睡者 可在洗胃后注入浓茶，出现昏迷者可肌内注射苯甲酸钠咖啡因或戊四氮，以及利他林、回苏林等中枢兴奋剂，必要时进行人工呼吸。

4）对严重者 可输注葡萄糖溶液和胰岛素，同时肌内注射维生素 B_6 和烟酸，以加速酒精氧化及促进患者清醒。必要时可进行血液透析。

5）对酒精中毒有脱水者 需要静脉补液。避免过量饮酒是预防本病发生的最有效方法，特别注意不要空腹大量饮酒。

最后，提醒大家在生活中为了健康，饮酒应做到知量而不过量。维护健康，从适量饮酒做起。

郑州大学第一附属医院综合 ICU　袁博　孙雪毅　孙同文

浙江省人民医院急诊科　蔡文伟

42

常见的食物过敏如何处理？

免疫是指机体免疫系统识别自身与异己物质，并通过免疫应答排除抗原性异物，以维持机体生理平衡的功能。免疫系统具有免疫防御功能，防御病原微生物侵害机体，当防御保护功能过高时，则会出现过敏反应。

（1）食物过敏

指由免疫机制介导的食物不良反应，因机体暴露于某一食物致敏后再次摄入该食物后发生。有研究表明，食物过敏的患病率高达10%，且呈上升趋势，工业化/西方地区相对较常见，儿童相对成人更常见。导致过敏的食物常见的有花生、坚果、鱼、贝类、蛋、奶、小麦、大豆和种子。

（2）自然病程

一些食物过敏在童年期有很高的缓解率（进食致敏性食物后完全不诱发临床症状），如牛奶（5～10岁，大于50%缓解），鸡蛋（2～9岁，约50%缓解），小麦（7岁，约50%缓解），大豆（6岁，约45%缓解），进入青春期会持续缓解。

关于成年人食物过敏自然病程的报道较少。国外有研究表明，成年人食物过敏的发病高峰在30岁早期，其中49%报告为严重过敏反应，贝类、坚果、鱼、大豆和花生为成年人最常见的新发变应原。

（3）食物过敏临床表现

过敏反应累及的组织和器官主要有皮肤、呼吸和消化系统。皮肤可出现瘙痒、湿疹、荨麻疹，呼吸系统出现喘息、呼吸困难，有时候会引起支气管哮喘的急性发作，消化系统可出现恶心、呕吐、腹痛、腹泻。最严重的反应是全身性过敏反应：咽喉、舌头肿胀，呼吸急促、呼吸困难，恶心、呕吐，头晕或晕倒，如遇严重的过敏反应，应及时拨打急救电话。

（4）食物过敏应的治疗及预防

1）回避致敏食物　食物过敏最有效的治疗手段是避免摄入导致过敏的食物。对牛奶或大豆过敏的婴幼儿，可更换配方奶粉或母乳喂养；对于有食物过敏史的儿童，监护人应明确具体的变应原，避免进食致敏食物。

2）对症药物治疗　抗组胺类药物可用于一般过敏反应，有助于改善瘙痒、打喷嚏等症状，但对于严重的过敏反应，及时使用肾上腺素是治疗的关键，国外有研究证明自我注射肾上腺素具有一定的效果，但是目前的研究尚不成熟。

3）特异性免疫治疗　食物免疫治疗，包括口服免疫治疗、舌下免疫治疗及经皮免疫治疗是目前正在研究的用于治疗食物过敏的方法。食物免疫治疗是唯一有可能改变食物过敏自然进程、提高患者生活质量的潜在特异性治疗手段。大量临床试验表明，食物免疫治疗可使患者达到脱敏状态，部分患者可短期（数周至数月）达到缓解，但是，食物免疫治疗的不良反应（胃肠道症状、全身反应及重度过敏反应）

发生率较高，而且食物免疫治疗在全世界范围内尚处于起步阶段，更限制了食物免疫治疗的临床应用。

4）积极预防　食物过敏经常发生在有家族哮喘史、特应性皮炎或对花粉、霉菌或其他物质过敏的人群中，通常认为一级亲属中有食物过敏者或存在特异质能明显增加食物过敏发生率，对于此类高危人群，应注意回避致敏食物。有研究表明，补充益生菌、低敏配方奶粉可降低食物过敏发病率，但是证据有限，需要更多的临床试验来证实。早期摄入花生预防高危儿的花生过敏是目前唯一有效的预防措施。烟草的烟雾会使过敏加重，所以应注意维持无烟环境。

郑州大学第一附属医院综合 ICU　张晓娟　孙同文

浙江省人民医院急诊科　蔡文伟

43

被狗咬了都会得狂犬病吗？

您是不是有这样的疑虑，一不小心被狗挠到或者咬到了，该怎么办呢？如果没有出血，要不要去打狂犬疫苗呢？被狗咬了，就会得狂犬病吗？

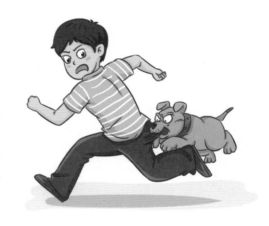

狂犬病俗称疯狗病，是由狂犬病毒引起的一种人兽共患传染病，临床大多表现为恐水、恐风、畏光、咽肌痉挛、进行性瘫痪等，病死率极高。虽然狂犬病治疗上很困难，但是可以预防，因此狂犬病虽不可小觑，但也并没有想象中那么可怕。

（1）狂犬病的主要传染途径

感染狂犬病必须同时满足传染源、传播途径以及易感人群三方面。首先是传染源，咬伤或抓伤人的动物必须是携带有狂犬病毒的动物，或者是已经患狂犬病的动物。

狂犬病的传染途径主要是被狗或其他动物咬伤或抓伤皮肤，或被其舔黏膜而感染，狂犬病毒通过伤口和黏膜侵入神经系统而发病，这是主要的传染方式。还可以经消化道感染，人吃了得狂犬病的死亡动物肉，如果消化道有伤口，尤其是溃疡，就有可能被感染而得狂犬病。病毒进入人体内后，如果机体没有免疫能力，狂犬病就会发作。在被狗咬伤或者抓伤之后，如果没有及时注射狂犬病疫苗或者抗病毒血清、免疫球蛋白，才有可能被传染上狂犬病。

（2）只有狗会携带狂犬病毒吗

携带狂犬病毒的动物不仅有狗，还有猫等家养动物；狼、狐狸及蝙蝠等野生动物也会携带狂犬病毒；猪、马、牛、羊等家畜偶尔也会被感染发病。

（3）被狗抓伤咬伤之后如何处理伤口

狂犬病毒属于 RNA 型的弹状病毒科狂犬病毒属。病毒在动物体内主要存在于中枢神经组织、唾液腺和唾液内。病毒对过氧化氢、高锰酸钾、新洁尔灭、来苏儿等消毒药敏感，肥皂水、酒精、碘伏、丙酮、乙醚都能使之灭活。狂犬病毒不耐湿热；50 摄氏度加热 15 分钟、60 摄氏度数分钟、100 摄氏度 2 分钟及紫外线照射均能使之灭活，但在冷冻或干燥状态下病毒可长期存活。

被狗抓伤咬伤之后要立刻处理伤口。伤口处理包括对每处伤口进行彻底地冲洗、消毒以及后续的外科处置。用 20% 的肥皂水（或其他弱碱性清洗剂）反复冲洗伤口 15 分钟以上，伤口较深者须用软的导管伸入伤口内部持续灌注清洗以去除动物唾液并挤出污血；然后用一定压力的流动清水再持续冲洗伤口至少 15 分钟，或用肥皂水和清水交替冲洗伤口。伤口彻底冲洗后用稀碘伏、苯扎氯铵或其他具有病毒灭活效力的皮肤黏膜消毒剂消毒涂擦伤口，一般不缝合包扎伤口，必要时使用抗菌药物。伤口较深时还要使用破伤风抗毒素。并要立即去当地的 CDC 接种疫苗，严重者还需注射抗病毒血清。

（4）被狗抓伤咬伤之后一定要尽快注射狂犬疫苗

原则上讲被动物咬伤后应尽早注射狂犬疫苗，伤后超过 24 小时也应及时进行补救性注射。只要在疫苗刺激机体产生足够的免疫抗体之前人还没有发病，疫苗就可以发挥效用，因此，补种疫苗是有效果的。

我国属于狂犬病流行区，即使致伤动物曾经注射过疫苗，被咬伤的人也要进

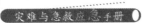

行处理。国家相关监测部门对于再次注射疫苗的描述为：接种过狂犬病疫苗者，如果再次接种的话会在较短时间内产生较好的免疫保护效果。

（5）狂犬病的潜伏期和临床表现

狂犬病的潜伏期为 10 天至 1 年以上，极少数的患者最长可达 10 年以上，一般为 30～90 天。感染了狂犬病的主要表现为：病初会有头痛、乏力、食欲不振、恶心和呕吐，进展后会出现脉速、瞳孔散大、多泪、流涎，出汗、"恐水症"，再严重者就会出现极度神经兴奋甚至狂暴，继之局部或全身麻痹而死亡，通常在发病 3～4 天后出现全身麻痹。

（6）狂犬病的治疗原则

目前没有真正能够治疗狂犬病的药物，只能通过接种疫苗来抵抗狂犬病。被狗咬后的处理方法应该参照世界卫生组织狂犬病发病机制及防治研究合作中心的专家对疫苗使用问题给出的"10 天观察法"，这是一种判断是否感染狂犬病的科学方法，已被世界上绝大多数国家认同。"10 天观察法"是指如果伤人的狗在 10 天观察期内保持健康，或经可靠的实验室使用恰当诊断技术证明该动物未患狂犬病，则可判断受伤者没有感染狂犬病毒，即可终止后续的免疫程序。但要强调的是，发生狂犬病暴露后，并不是先观察 10 天再决定是否进行预防处置，而是首先立即进行暴露后的预防处置（冲洗伤口、接种疫苗、被动免疫），同时对伤人的狗进行观察，如果 10 天内证明伤人的狗未患狂犬病，则伤者可免去"五针法程序"的后 2 剂。也就是说，可以只给患者注射 3 支疫苗（当天，第 3 天，第 7 天），这 3 支疫苗已经足够预防，而且将来再次被狗咬伤也不用注射抗病毒血清；如果咬伤人的狗在观察 10 天后还保持健康的话，就可以停止对患者的治疗。

狂犬病不可怕，做好预防最重要！

天津市天津医院　武子霞　朱海云　李银平

44

老年人为什么容易发生骨折？如何预防？

随着我国逐渐步入老龄化社会，每年 65 岁以上人群的数量及增速都位列世界前茅，而随之带来的老年人健康问题也引起广泛关注。其中，老年人骨折也越来越多，甚至只是轻微的触碰、抱小孩、打喷嚏都可能发生骨折。那为什么老年人容易发生骨折呢？主要有以下 3 个原因。

（1）骨质疏松

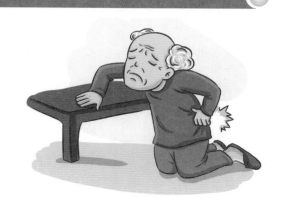

是指一种以骨量低、骨组织微结构损坏，导致骨脆性增加，易发生骨折为特征的全身疾病。骨质疏松分为原发性和继发性两类。老年人的骨质疏松大部分属于原发性骨质疏松。通俗来讲，就如一座大桥，通过几十年的风化、老化以后，以前能承受 500 吨的重量，现在只能负重 100 吨。根据骨质疏松的程度及个体差异不同，给老年人带来的影响可能不一样，当骨质疏松达到重度的时候，老年人就会容易发生骨折。

骨质疏松骨折的部位很多，比较常见的有：①椎体骨折（约占 40%），是最常见的骨质疏松骨折，主要表现为无明显诱因的腰背部疼痛，无具体的痛点，站立、

久坐、弯腰会加重；身长缩短，"驼背"（出现时说明脊柱椎体已经发生了压缩骨折）；而当老年人跌倒以后，臀部的受力会垂直传导至脊柱，从而导致脊柱椎体骨折，严重者可能因为骨折块压迫脊髓出现瘫痪。②髋部骨折（约占 25%），包括股骨颈骨折和粗隆间骨折，主要表现为髋部及大腿的疼痛、畸形、活动受限。若未能及时处理，可导致因为长时间卧床出现下肢静脉血栓、尿路感染、压疮、肺部感

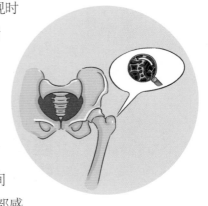

染等并发症，死亡率可高达 20%，致残率 50%，是威胁老年人生命的主要原因之一，被称为"人生最后一次骨折"。③桡骨远端及上肢骨折（约占 20%），常见于跌倒后上肢撑地所致，即使愈合后也常影响上肢力量及关节功能。

（2）虚弱

老年人骨骼、关节、韧带及肌肉功能随年龄增长而退化，肌肉萎缩，力量下降，从而导致步态稳定性下降，容易发生跌倒。而且，老年人神经系统反应稍差，对于意外伤害的防御性反应不够灵敏，在跌倒时不能够及时摆出保护姿势，跌倒后容易发生骨折。

（3）其他疾病

老年人常常患有其他疾病，比如白内障、青光眼，会对老年人的视力及视野产生影响，而中风、帕金森病、心脏病等也会降低老年人的平衡及运动能力，另外在一些黑暗、湿滑、有台阶等环境里也大大增加了跌倒的风险。

那对于老年性骨折，我们应该如何预防呢？

● 积极治疗骨质疏松：要清楚地认识到骨质疏松是老年人发生骨折最根本的原因，当前最大危害不是骨质疏松本身，而是人们对骨质疏松还缺乏认识，老年人的治疗意识淡薄、误区多。即使老年人发生了骨质疏松骨折，诊断率仅为 2/3 左右，接受有效抗骨质疏松药物治疗者尚不足 1/4。很多人选择只用口服钙剂，甚至按照"以形补形"的观点，每天喝大骨汤来补钙，结果钙没补起来，人反而长胖不少，其实大骨汤里几乎不含钙，绝大部分都是脂肪。正确的治疗方法包括：

①超过 65 岁以上的女性、70 岁以上的男性，出现腰背部疼痛、脊柱畸形，以及有骨质疏松家族病史的中老年人群常规每年至少做一次双能 X 射线骨密度检查，早期诊断、监测骨质疏松程度。②规范的药物治疗，根据骨密度、相关血液检查及医生的建议，除了基础用药（钙剂＋维生素 D）以外，还至少应该加上抑制骨吸收药物（双磷酸盐、降钙素等），或者甲状旁腺激素、氟化物、生长激素或他汀类等促进骨形成药物。

● 积极治疗容易导致或加重骨质疏松的原发疾病，比如慢性肾病、风湿病、糖尿病、甲状脉功能亢进病等。

● 对于受伤后疑有骨折，或者已经出现胸背部疼痛、"驼背"等骨质疏松表现的老年人，建议及早前往医院就诊，早期诊断及治疗。

● 对于已经发生了骨质疏松骨折的患者，特别是髋部骨折，对老年人来说有可能是致命的危险，在没有明显手术禁忌证的情况下，手术治疗是积极的选择。

● 养成健康的生活及饮食习惯，营养均衡，戒烟戒酒，早睡早起。

● 适量运动，多晒太阳，可增强机体抵抗力，增加肌肉力量，稳定关节，加强身体平衡感。

● 注意家具安全，室内地板保持干爽，卫生间安装防滑垫，夜晚保持灯光明亮，出门尽量穿着舒适防滑运动鞋。

所有的疾病，预防都重于治疗，老年人预防骨折需要针对骨质疏松的不同病程进展进行干预，减缓骨质疏松发生进程，降低骨质疏松骨折的发生风险，防止跌倒等意外伤害。就算不幸已经发生了骨质疏松骨折也要预防再次骨折。

陆军军医大学大坪医院 张连阳

45

生活中哪些伤口容易导致破伤风?

　　破伤风（tetanus）是破伤风梭菌经由皮肤或黏膜伤口侵入人体，在缺氧环境下生长繁殖，产生毒素而引起肌痉挛的一种特异性感染。破伤风梭菌是厌氧型革兰氏阳性杆菌，其以芽孢形式广泛分布于自然界，多生长在泥土、灰尘、人和动物的粪便里及铁锈中，只有在缺氧的环境中才能繁殖。

　　破伤风梭菌能产生强烈的外毒素，即破伤风痉挛毒素。破伤风毒素主要侵袭神经系统中的运动神经元，因此本病以牙关紧闭、阵发性痉挛、强直性痉挛为临床特征，主要波及的肌群包括咬肌、背棘肌、腹肌、四肢肌等。

　　破伤风感染的潜伏期通常为 7~8 天，亦可短至 24 小时或长达数月、数年。潜伏期越短者，预后越差。约 90% 的患者在受伤后 2 周内发病，偶见患者在摘除体内存留多年的异物后出现破伤风症状。人群普遍易感，且各种类型和大小的创伤都可能被含有破伤风梭菌的土壤污染，但只有少数患者会发病。在户外活动较多的温暖季节，因受伤导致患病的情况更为常见。患病后机体并无持久免疫力，故可能再次感染。

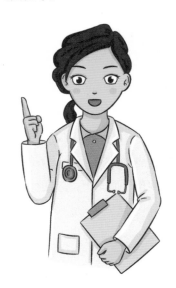

　　据世界卫生组织报告，全球每年约有 100 万人死于破伤风，其病死率为 30%~50%。而生活中大多数的破伤风感染，都是因为伤口处理不当造成的。而又有哪些伤口容易导致破伤风感染呢？

机体是否会感染破伤风，主要还是取决于受伤时伤口深浅、被污染程度、利器来源等。如果伤口接触过泥土、生锈的铁器等暴露环境中的物品，伤口有污染、伤口小而深、容易形成相对封闭的厌氧环境的，就容易感染破伤风。

破伤风感染机体的致病途径主要是皮肤黏膜的破口，各种类型和大小的创伤都可能导致感染，主要有以下几个方面：①污染加感染伤口，比如开放性骨折、含铁锈的伤口、伤口小而深的刺伤、盲管外伤、火器伤。②人体被刺伤后以泥土、香灰、柴灰等土法外敷伤口。③局部皮肤摩擦伤、轻微划伤、动物咬伤、烧伤、烫伤、冻伤等。④产妇出现不洁分娩、新生儿脐带处理不规范、非正规的人工流产术、中耳炎、压疮、宫内放环、吸毒人员、牙龈感染、溃疡、脓肿、拔牙等。⑤还有部分患者无明显的伤处及外伤史。

被生锈的铁钉扎到后，伤口深而窄，特别容易形成局部相对缺氧的环境，或者使用泥土、柴灰等土方法对伤口进行覆盖，也会导致伤口处缺氧，给破伤风梭菌生长繁殖无意间创造了良好的条件。还有糖尿病、血管炎等患者易发生迁延不愈的慢性伤口，伤口感染风险大；肛周脓肿、结直肠溃疡等病患伤口易被粪便污染，因此这些患者假如病史长、污染重，也应警惕破伤风感染的风险。

由于破伤风的感染途径是多种多样的，所以日常生活中更应重视伤口的防护。例如，一陕北小伙因为掏耳朵时不慎导致外耳道出血，却患上破伤风；还有一个破伤风患者的感染原因竟然是右侧鼻窦炎，因其上颌窦内的脓血性分泌物导致了破伤风梭菌的侵入。生活中比较常见的感染途径就是被含铁锈的铁钉或者铁制品造成创伤，还有一些创伤感染，当伤口碰上带有破伤风梭菌感染的污染源，就会有很大概率感染，所以如此广泛的感染和传播途径不得不引起我们的注意，提高警惕，以防感染上破伤风梭菌。

郑州大学第一附属医院急诊医学部　朱长举

46

破伤风如何预防？

破伤风是由破伤风梭菌引起的急性感染病、中毒性疾病，破伤风梭菌在感染的伤口中繁殖产生外毒素，引起中枢神经系统暂时性功能改变，表现为全身骨骼肌持续性强直和阵发性痉挛，重症患者可发生喉痉挛、窒息、肺部感染和器官功能衰竭，是一种极为严重的潜在致命性疾病。该病可发生于任何年龄段，在无医疗干预的情况下，尤其是老年人和婴幼儿，病死率接近100%；即使经过积极的综合治疗，该病的病死率在全球范围仍为30%～50%。因此受伤后发生破伤风是一个严重的公共卫生问题。目前我国主要采取了针对儿童的主动免疫，但缺乏针对成人的主动免疫。

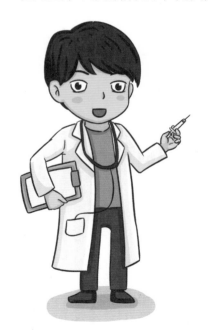

世界卫生组织建议，以下伤口类型导致破伤风的风险较高，需要进行相应干预：①包括烧烫伤、冻伤在内，需要接受外科处理但超过6小时没有处理的伤口。②伤口内有异物或有较多坏死组织，特别是被尘土、人畜粪便或唾液污染（动物咬伤）。③深部穿刺伤。④弹头或弹片伤。⑤开放性骨折以及挤压伤。⑥外伤伴有血压下降等败血症表现。

破伤风的预防措施如下：

（1）伤口管理
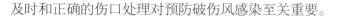

及时和正确的伤口处理对预防破伤风感染至关重要。

1）根据伤口的暴露情况进行分类 获取患者完整病史，包括受伤的确切过程和受伤的环境状况。①清洁伤口：位于身体细菌定植较少的区域，并且在伤后立即得到清创处理的简单伤口（如刀片割伤）。②不洁伤口：位于身体细菌定植较多的区域（如腋窝、腹股沟及会阴等），或超过6小时未处理的简单伤口（感染机会增加）。③污染伤口：被黏土或粪便污染，或者已经感染的伤口，包括被污物、有机泥土（沼泽或丛林的土壤）、粪便或唾液污染（如动物或人咬伤）的伤口，含有坏死组织的伤口（如坏死或坏疽）、火器伤、冻伤、烧伤等。

2）根据患者的基础疾病判断患者的免疫功能是否正常 ①免疫缺陷状态（如HIV感染）。②血液疾病或肿瘤疾病患者。③干细胞或器官移植患者。④慢性肾功能不全患者。

3）伤口处理措施 ①对于大量细菌污染和脏的伤口，推荐进行伤口清理，在容易实施并且保证安全的情况下，伤口内的刺激性异物或污物应尽可能在现场去除。同时，在处理时应注意使用清洁技术，但并非要求一定无菌。在野外条件下，饮用水可作为首选的伤口冲洗液。②伤口冲洗具有明显的时效性，应尽早实施。建议使用高压冲洗，以降低伤口感染的发生率，尤其是开放性骨折，应不少于1 000毫升的伤口冲洗量。除了存在狂犬病暴露风险的伤口，不推荐在伤后冲洗后使用其他制剂。③伤口处理或缝合时如果需要去除毛发，应选择剪除而不是刮除。存在明显失活组织的创面应该敞开。④对于未接受破伤风免疫、存在高危因素而延迟转运的伤员，应该考虑给予青霉素类抗生素口服，有可能延缓破伤风的临床发作时间。

（2）免疫预防
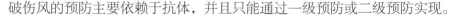

破伤风的预防主要依赖于抗体，并且只能通过一级预防或二级预防实现。

1）破伤风的一级预防 即主动免疫，指将含有TT成分的疫苗接种于人体，使机体产生获得性免疫力的一种预防破伤风感染的措施。其特点是起效慢，从未

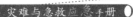
接受过破伤风疫苗免疫的患者需要连续注射 3 剂才能达到足够的抗体滴度；如果未完成全程免疫，其作用持续时间小于 5 年，但全程免疫后的作用持续时间可达到 5～10 年，在全程免疫后进行加强免疫，其作用持续时间可达 10 年以上。

2）破伤风的二级预防 即被动免疫，主要指将免疫效应物如破伤风抗毒素（TAT）或破伤风免疫球蛋白（TIG）输入体内，使机体立即获得免疫力，用于破伤风的治疗和短期的应急预防。其特点是产生效应快，输入后立即发生作用；但免疫作用维持时间较短，一般只有 2～4 天(TAT) 或 2～3 周（TIG，半衰期为 25 天）。对未接受过类毒素免疫或免疫史不清者，应注射 TT 预防，以获得持久免疫；若已出现破伤风或其可疑症状时，应及时进行被动免疫，但对破伤风的预防作用有限。

3）破伤风的防控误区 ①创伤后一律应用 TAT 或 TIG 的被动免疫。这样不仅对有限医疗资源造成巨大的浪费，还增加破伤风抗毒素（马血清）所可能造成的过敏等医疗风险。②该应用时却不应用。某些非外伤性的损伤，例如：肛周脓肿、结肠穿孔、中耳炎等考虑到有破伤风感染的，可能未进行破伤风主动免疫。③破伤风抗毒素外伤后 24 小时之内才有效。破伤风潜伏期多数为 1～2 周，伤后 24 小时之内应用甚至稍晚应用都能起到预防作用，临床上应强调尽早应用，且只要未发病 2 周内应用，都应视为有预防作用。④应用破伤风抗毒素后就不会患破伤风。被动免疫给体内带来的抗体只能持续 2～3 周，不能带来人体对破伤风梭菌的持久免疫力，持久的免疫力是依靠破伤风类毒素疫苗在体内产生的主动免疫。

郑州大学第一附属医院急诊医学部 朱长举

47

破伤风如何处理？

破伤风是一种极为严重的疾病，死亡率高，尤其是老年人、新生儿和免疫缺陷者，为此要采取积极的综合治疗措施，包括清除毒素来源，中和游离毒素，控制和解除痉挛，保持呼吸道通畅和防治并发症等。

一旦出现破伤风感染或疑似感染后，应给予的治疗措施主要有以下方面。

（1）伤口处理

应尽快对伤口内的一切坏死组织、异物等进行清除，给予抗毒素治疗后，在良好麻醉、控制痉挛下进行伤口处理，彻底清创、充分引流，对创口深、创口小的要扩创，伤口要用3%过氧化氢溶液及生理氯化钠溶液冲洗、碘伏消毒，清创后伤口暂不行缝合包扎。如果患者的伤口表面已经愈合，还要仔细检查痂下有无窦道或无效腔。

（2）抗毒素的应用

破伤风抗毒素应用的目的是中和游离的毒素，所以只在感染早期有效果，如果毒素已经与神经组织结合，则效果较差。但由于抗毒素是在马血清中提取出来的，有高达5%～30%的过敏率，故用药前须做皮下过敏试验。破伤风人免疫球蛋白在感染早期应用有明显效果，一般只需注射一次。

（3）控制痉挛

患者出现破伤风感染后，应住在隔离病房，避免光、声等刺激；保证患者休息，避免骚扰患者，减少痉挛发作。根据病情可交替使用镇静、解痉药物，以减少患者的痛苦和痉挛发作。临床上可使用的药物如下：①地西泮（可阻断神经元间传导，松弛肌肉），肌内注射或静脉滴注，类似药物还有劳拉西泮和咪达唑仑。②氯丙嗪（可抑制中枢神经系统，减轻肌痉挛），肌内注射或静脉滴注，与地西泮交替使用，但低血容量时忌用。

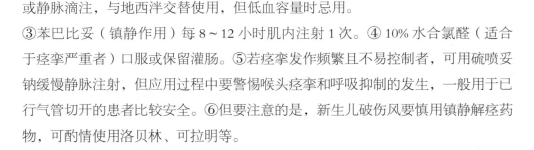

③苯巴比妥（镇静作用）每 8～12 小时肌内注射 1 次。④ 10% 水合氯醛（适合于痉挛严重者）口服或保留灌肠。⑤若痉挛发作频繁且不易控制者，可用硫喷妥钠缓慢静脉注射，但应用过程中要警惕喉头痉挛和呼吸抑制的发生，一般用于已行气管切开的患者比较安全。⑥但要注意的是，新生儿破伤风要慎用镇静解痉药物，可酌情使用洛贝林、可拉明等。

（4）注意防治并发症

破伤风感染患者的主要并发症是呼吸道疾病，如窒息、肺不张、肺部感染，因此对抽搐频繁、药物又不易控制的严重患者，应尽早进行气管切开，以便改善通气；应及时清除呼吸道分泌物，勤翻身、拍背，预防坠积性肺炎；气管切开患者应注意做好呼吸道管理，包括气道雾化、湿化、冲洗等。必要时专人护理，防止意外；各项操作要严格遵循无菌技术，防止交叉感染。已并发肺部感染者，根据血培养结果选用敏感抗生素。还有，可根据病情采用留置导尿管改善尿潴留，安置肛管改善腹胀。

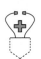

（5）营养支持

由于患者不断出现阵发痉挛、大汗淋漓等，每日消耗的热量和水分丢失较多。因此要十分注意营养（高热量、高蛋白、高维生素）补充以及维持水和电解质的平衡。必要时可通过中心静脉置管行肠外营养。

（6）抗生素应用

因破伤风梭菌是严格厌氧菌，所以对于抗生素的应用可选用青霉素及甲硝唑。给予青霉素药物肌内注射，或大剂量静脉滴注，可抑制破伤风梭菌。或者甲硝唑分次口服或静脉滴注，持续7～10天。如伤口有混合感染，则选用相应抗菌药物。

（7）加强肌肉功能恢复训练

在对患者进行镇静和缓解肌肉痉挛治疗之后，患者强直性痉挛症状会逐渐消失，这时候可以停止药物的使用，对患者进行一定的肌肉功能恢复和训练。在这个过程中需要注意的是，要逐渐增加锻炼的强度，从而避免造成肌肉拉伤等问题。

（8）心理疏导

破伤风患者往往对破伤风疾病的治疗和发展缺乏足够的认识，因而需要对患者进行积极的心理康复治疗和健康教育。向患者或者患者家属进行一定的心理辅导，帮助患者建立良好的心态，使其积极配合医护人员的护理工作，有助于患者的恢复及预后。

郑州大学第一附属医院急诊医学部　朱长举

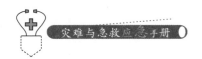
48

煤炉烧旺后没有烟雾了，就安全了吗？

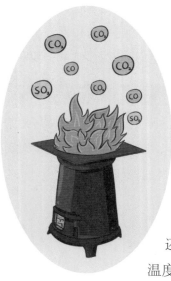

近年来，国家对环境污染治理的重视上升到全方位国家战略的高度，"绿水青山就是金山银山"。过去城市中到处可见的烟囱被一一拔除，清洁能源汽车大力推广。今后的城市将告别污染，不再披着烟尘，吸着尾气。农村煤改气工程稳步推进，清洁能源逐渐替代煤炭，作为主要的取暖材料。但是，在部分地区，燃烧煤炭情况仍广泛存在。

资料显示，煤炭的主要成分是有机质，构成煤炭有机质的主要元素有碳、氢、氧、氮和硫等，还有极少量的磷、氟、氯和砷等元素。有机质在一定温度和条件下，受热分解后产生的可燃性气体（包括各种碳氢化合物、氢气、一氧化碳等组成混合气体），被称为"挥发分"。煤化程度越低的煤，"挥发分"就越多。这些化合物充分燃烧的条件是适度的温度和充足的氧气。如果这两个条件不够，"挥发分"高的煤燃烧时就会产生未燃尽的炭粒，即我们看到的"黑烟"，黑烟内混有比较多的一氧化碳、多环芳烃类、醛类等污染物，容易对人体产生伤害。

那么，问题来了，是不是煤炭燃烧时没有"黑烟"就安全了呢？

当然，煤炉燃烧的越旺表明煤炭燃烧的比较充分，产生的 CO 相对少。但是，再旺的火，也不可能使全部炭完全氧化形成 CO_2，仍然会有 CO 产生，对人体产生伤害。即使 CO 在高温下进一步氧化形成 CO_2，产生过多的 CO_2 也会造成空气内相对缺氧。

碳元素与氧结合形成 CO 和 CO_2。CO 与血红蛋白的亲合力比 O_2 与血红蛋白的亲合力高 200~300 倍。炭燃烧不充分时会产生 CO，吸入人体内的 CO 会与红细胞内的血红蛋白结合，影响血红蛋白携氧能力和作用，导致缺氧，轻者出现剧烈头痛、头晕、心悸；重者面色潮红、口唇呈樱桃红色，神志不清，并可产生严重的后遗症如痴呆、瘫痪，丧失工作、生活能力，甚至危及生命。事实上，煤炭的成分是复杂的。

煤炭有机质的元素中除碳、氢、氧、氮外，硫含量也很高，燃烧时硫被氧化成 SO_2。SO_2 是对呼吸道严重刺激的一种气体，轻者可以导致眼、鼻、喉的刺激和灼伤，如结膜炎、角膜炎、咽炎，打喷嚏、流泪、视物模糊，严重者可以导致肺水肿，呼吸衰竭。

此外，还有极少量的磷、氟、氯和砷等元素，煤炭燃烧时，磷、氟、氯和砷等元素的氧化物对人体是有害物质，甚至是剧毒物质。

氮不产生热量，在高温下转变成氮氧化合物和氨，以游离状态析出，对人体也有伤害。

综上所说，煤炉烧得越旺，说明炉火内的温度越高，煤成分氧化越彻底，表明更多 CO 转化为 CO_2，"煤气中毒"的风险明显降低，但并不是不会产生 CO。而且硫的充分燃烧会产生更多的 SO_2。CO_2、SO_2 及磷、氟、氯氧化产生的化合物对人体的毒性仍然很大。多环芳烃类、醛类等污染物的挥发也会对人体造成严重的损害。家中使用煤炉要做到烟囱通外不顶风，炉膛严密不漏气，家中通风空气新，平平安安过生活。

山西医学科学院　山西大医院　闫新明

49

海姆利希急救法抢救婴儿气管异物基本原理及操作方法有哪些?

　　婴儿指年龄小于 1 周岁的孩子，当婴幼儿气道严重梗阻时，可采用拍背法和胸部手指冲击法。按照以下步骤可以帮助发生气道严重阻塞的婴儿。

　　（1）将婴儿面朝下放在前臂。用手托住婴儿的头部和下颌。

　　（2）用另一只手的掌根，在婴儿两侧肩胛骨之间进行最多 5 次拍背。

　　（3）如果阻塞物在拍背 5 次后仍未拍出，应将婴儿仰卧并支撑其头部。

　　（4）用另一只手的两根手指进行最多 5 次胸部快速按压，按压位置在两个乳头连线正下方的胸骨上，按压一次的时间大约为 1 秒。

　　（5）重复进行 5 次拍背和 5 次胸部快速按压，直至婴儿能够呼吸、咳嗽或啼哭，或者直到他出现无反应症状。

北京协和医院急诊科　刘继海

50

成人气管异物如何自救？

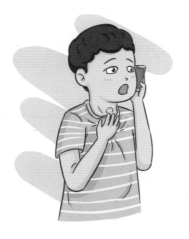

窒息是人在呼吸过程由于某种原因造成气道机械性阻塞，导致气体进出呼吸道障碍，并由此引起身体各器官组织缺氧、二氧化碳潴留的紧急情况。其中最常出现窒息的人群是新生儿，小儿的发生比例大于成人。当人体内严重缺氧时，器官和组织会因为缺氧而广泛损伤、坏死，尤其是大脑。识别窒息或气道完全阻塞的方法是观察患者。当出现不完全阻塞时，患者可能出现剧烈呛咳或咳嗽不止、喘憋、呼吸困难、面色和口唇黏膜出现青紫发绀。完全阻塞患者不能说话、不能咳嗽、不能呼吸、面色灰暗青紫、昏迷倒地，很快呼吸停止。出现气道阻塞的成人常常有典型的表现，但小儿，特别是新生儿可能没有任何迹象。

当考虑患者是急性机械性气道阻塞时，应当立即采取措施，包括立即呼叫"120"急救系统，以及进行现场急救。急性机械性气道阻塞的现场急救方法被称为"海姆利希手法"。海姆利希腹部冲击法（heimlich maneuver）也称为海氏手技，是美国医生海姆利希先生发明的。1974 年他首先应用该法成功抢救了一名因食物堵塞了呼吸道而发生窒息的患者，从此该法在全世界被广泛应用。

（1）清醒成年患者

施救者首先以前腿弓，后腿蹬的姿势站稳，然后使患者坐在自己弓起的大腿上，并让其身体略前倾。然后将双臂分别从患者两腋下前伸并环抱患者。左手握拳，右手从前方握住左手手腕，使左拳虎口贴在患者胸部下方、肚脐上方的上腹部中央，形成"合围"之势，然后突然用力收紧双臂，用左拳虎口向患者上腹部内上方猛烈施压，迫使其上腹部下陷。这样由于腹部下陷，腹腔内压力升高，迫使膈肌上升而挤压肺及支气管，这样每次冲击可以为气道提供一定的气量，从而将异物从气管内冲出。施压完毕后立即放松手臂，然后再重复操作，直到异物被排出。发生急性呼吸道异物阻塞时如果身边无人，患者也可以自己实施腹部冲击，手法相同，或将上腹部压向任何坚硬、突出的物体（如硬质的椅背）上，并且反复实施。对于极度肥胖及怀孕后期发生呼吸道异物阻塞的患者，应当采用胸部冲击法，姿势不变，只是将左手的虎口贴在患者胸骨下端即可，注意不要偏离胸骨，以免造成肋骨骨折。

（2）昏迷成年患者

对于意识不清的成年患者，施救者可以先使患者成为仰卧位，然后骑跨在患者大腿上或在患者两边，双手两掌重叠置于患者肚脐上方，用掌根向前、下方突然施压，反复进行。

（3）心搏停止成年患者

如果患者已经发生心搏停止，此时应按照心肺复苏的常规步骤为患者实施心肺复苏，直到医务人员到来。每次开放气道时小心检查患者口腔内是否可见异物，如存在异物应用镊子之类的东西小心移除，避免用手抠除异物，这样会使异物到达更深的部位。

北京协和医院急诊科 刘继海

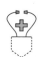

51

压疮的易发部位和预防措施有哪些？

（1）什么是压疮？

压疮又称压力性溃疡、褥疮，是由于人体局部组织长期受压，发生持续缺血、缺氧、营养不良而致组织溃烂、坏死。压疮的发生与局部组织受压时间长短、营养状态和皮肤本身的状态密切相关，据损伤轻重程度不同，可表现红斑、水疱、溃疡。据文献报道，每年约6万人死于压疮合并症。皮肤压疮是卧床患者康复治疗和护理中的常见问题。

（2）哪些部位容易发生压疮？

人卧在平板上，身体只有某些部分与平板接触，整个身体的重力分散在这些接触点上，使接触点上的软组织受到压迫。承受压力大的部位即是压疮容易发生的部位。这些部位多在受压和缺乏脂肪组织保护、无肌肉包裹或肌层较薄的骨骼隆突处，以及皮肤褶皱处。其中以骶尾部最为多见，而且与卧位有着密切的关系。

1）仰卧位 易发生于枕部、肩胛、肘部、脊椎体隆突处、尾骶部、足跟及足趾处。

2）坐位 枕骨、坐骨结节、足跟处好发。

3）侧卧位 耳部、肩峰、肘部、肋骨、髋部，膝关节内或外侧及内外踝处好发。

4）俯卧位 耳部、颊部、肩部、女性乳房、男性生殖器、髂嵴、膝部及脚趾处好发。

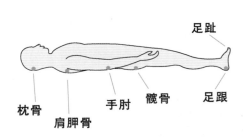

仰卧位压疮好发部位

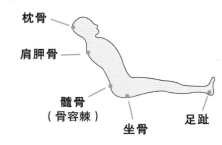

坐位压疮好发部位

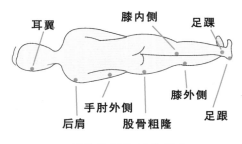

侧卧位压疮好发部位

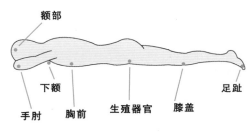

俯卧位压疮好发部位

5）其他 ①使用鼻饲管进行胃肠喂养的患者鼻子易发生压疮；②骨折患者石膏固定处易发生压疮。

（3）如何预防压疮，关键在于消除其发生的危险因素

1）提前采取预防措施，防止受压皮肤发生压疮 应用减压装置可在一定程度上预防压疮。①全身减压：可以应用悬浮床、充气床垫或海绵床垫等。②局部减压：应用减压敷料、水凝胶垫、凉液垫或黍垫等。

2）避免局部长时间受压

勤翻身：协助患者至少每2小

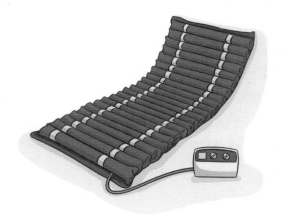

局部减压装置——气垫褥

时翻身一次，每次翻身都应观察受压部分皮肤有无红肿、破损等。翻身时应先抬起患者身体，再搬动，避免推、拖、拉、拽。也可使用床单来抬空患者，防止擦伤皮肤。要保持床单、被褥、衣服的平整、干燥和清洁。对二便失禁或腹泻者，及时清理，保持清洁、干燥，防止皮肤潮湿等压疮促发因素。

保护骨隆突处和支持身体空隙处：使用气垫褥等可减少局部受压。侧卧位时，特别是下肢屈曲的患者应在两腿之间加一软垫，应用软枕置于骨头突出的部位。脚踝部要垫高，足跟离床，防止受压。

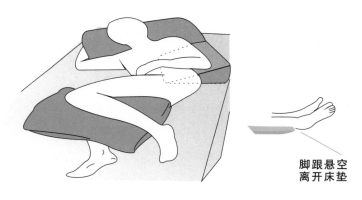

脚跟悬空
离开床垫

保护性软垫放置

如患者被迫持续坐位，每2小时交替抬高两侧臀部，且脚底应放置脚垫等，防止身体下滑。

对使用石膏、夹板、牵引的患者，衬垫应平整、松软适度，尤其要注意骨隆突处的衬垫。仔细观察局部皮肤和肢端皮肤颜色变化情况，适时予以调整。

预防压疮注意事项：禁止使用环形气圈；按摩骨突出组织；避免使用烤灯烤受压部位；禁止热水、肥皂、含酒精的用品清洁皮肤，涂抹凡士林、氧化锌膏等油性剂。

改善营养状况：对营养状态差的患者应给予增加蛋白质和维生素及锌的摄入。

健康教育：患者家属正确掌握预防和护理压疮的基本知识，有效照看患者，是预防压疮的重要措施之一。

天津医科大学总医院　么颖　柴艳芳

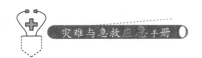

52

冻伤如何处理？

在寒冷的北方，冬季冻伤是非常多见的，特别是在东北三省、内蒙古、新疆、青海、甘肃、西藏等地区。冻伤、风速、湿度、寒冷的强度、受冻时间及局部和全身状态有直接关系。最常见的冻伤部位多发生在手指、脚趾、手背、足跟、耳郭、鼻尖、面颊部等处。在低温环境下，这些部位处于血液循环的末端，也最容易遭受伤害。冻伤是一个逐渐发生的过程，最初可能很轻微，但如果放任不管它就会逐渐加重。冻伤最初是皮肤呈现红色并伴随刺痒感，进一步冻伤处会变白且麻木。如果情况继续恶化，进而造成肢体坏死或者永久伤痕，患处会变干发硬，最终变成坏死的黑色，因此冻伤需要尽快处理。在将患者送到医院之前，您还有很多事情可以做，为进一步的治疗争取时间。

（1）脱离受冻现场

冻伤大都发生在天气恶劣的低温环境，撤离到稳定的温暖环境（室温 20～25 摄氏度）是处理的第一步。撤离时，用棉被、毛毯或皮大衣等保护受冻部位，防止继续受冻。如果没有及时撤离，患处在恶劣环境中会继续恶化，氧气含量降低也会加深冻伤程度。当撤到足够温暖的环境，就可以准备进行冻伤处理了。

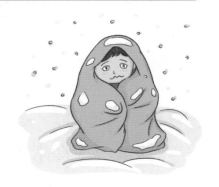

（2）服用止痛药

冻伤处理过程会伴随剧烈疼痛，因此可以考虑服用止痛药减轻即将到来的痛苦，比如常用的布洛芬或者阿司匹林片。

（3）最为关键的便是进行复温

如果可迅速到达医院，复温应该由医生进行，如果条件有限，那就应该转移到温暖环境后对伤者进行复温。水温判断——复温时，水温的把控极为重要，最好是采用温度计，将水温控制在 40～42 摄氏度。若没有温度计，也可以用手大致先测试水温。水准备好之后，将患处浸泡在温水中。浸泡时，患者尝试活动手指脚趾及其他冻伤部位。采用高温沸水或者火烤等办法是错误的复温方法，会加重伤情，效果会适得其反。"摩擦生热"的道理深入人心，也符合日常经验，但在冻伤救援中，不要使用雪搓、手搓的方法施救。首先，这样产生的热量是极低的，其次还会伤害已冻结的脆弱组织。复温的时间约为 20 分钟，效果以皮肤颜色转换为准。当皮肤开始复苏时，会伴随剧烈的疼痛，同时也会有水疱出现，此时，要谨慎对待这些水疱。水疱是冻伤结晶的真皮组织，如果自行挑破很容易发生感染，简单消毒处理后留给医院医生去处理。确保伤处完全干燥，有创面的用消毒棉球，无创面的用干净、松软的棉垫子包裹保护伤处并保温。

（4）尽快送医

在进行关键的复温之后，更重要的是尽早送医处理。接下来患者需要在无菌环境下消除水疱，并且对伤处进行消炎处理。在送医途中，随时保持冻伤部位的清洁干燥，使用无菌绷带包扎冻伤部位，同时服用抗菌抗炎药物。伤后保暖使用宽松织物，避免摩擦皮肤。

总之，遭遇冻伤之后保持冷静，撤离、服药、复温、送医，有序处理，便可转危为安。冻伤是一种会造成严重后果的损伤，复温是救援最为重要也是最有效的步骤。因此，冻伤处理，牢记以下步骤：

下撤温暖安全地，二次冻伤不可取。

提前服药止疼痛，复温剧痛有准备。

温水浸泡缓复温，沸水火烤留遗恨。

及时就医莫恐慌，伤愈复出获健康。

哈尔滨医科大学附属第一医院　井玲

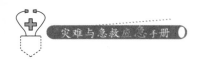
53

什么是疲劳驾驶？疲劳驾驶与哪些药物有关？

随着社会的发展，机动车数量及具有驾驶资质的人员数量不断增加，交通安全逐渐成为社会广泛关注的热点问题。驾驶员疲劳驾驶是目前造成汽车道路事故最主要原因之一。据统计，在中国因疲劳驾驶造成交通事故约占总数的20%。疲劳驾驶是指驾驶员长时间连续行车后，产生心理和生理功能的失调，影响驾驶员的感觉、知觉、思维、判断和操控能力等，出现视线模糊、腰酸背痛、反应迟钝、动作呆板，使驾驶功能下降的现象。驾驶员疲劳程度评价标准分为自评法和他评法。自评法就是驾驶员根据 KSS（Karolinska Sleepiness Scale）标准每隔一段时间对自己当前状态的疲劳程度打分，他评法是被人根据 KSS 标准给驾驶员打分：通过采集驾驶员面部信息、利用驾驶员生理信号如心电图、脑电图等办法评分。疲劳驾驶极易引发交通事故，因此也被定义为一种严重交通违法行为。《道路交通违法行为处罚标准》

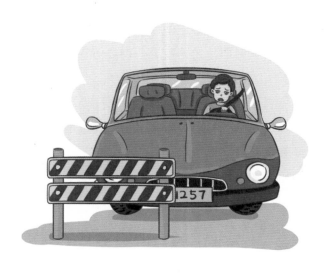

第十九条十一款规定，连续驾驶机动车超过 4 小时，期间未停车休息或者停车休息少于 20 分钟的处警告或者 200 元罚款，并对驾驶人违法行为记 2 分。

引起疲劳驾驶的原因包括睡眠不足、不稳定的生活环境、不良的车内环境、车外环境及驾驶室操作人机界面不合理、服药后驾驶等。其中"药驾"，即驾驶员服用了某些药物后驾车出行，常常为人所忽略。酒精、毒品和一些药物能够影响认知和运动功能，导致许多事故的发生，因此对驾驶是有害的。严格意义上，酒精也是一种药物，众所周知，"开车不喝酒，喝酒不开车"。饮酒／过量饮酒会减少驾驶人对事故的理性判断或增加驾驶人的反应时间，因而引起交通事故。对于毒品，2013 年中国新交通法规中对吸毒人员申请驾驶证或驾驶机动车采取"零容忍"措施：3 年内有吸食、注射毒品行为或解除强制隔离戒毒措施未满 3 年的，不得申请驾驶证；驾驶人吸食、注射毒品后驾驶机动车或正在执行社区戒毒、强制隔离戒毒、社区康复措施的，要注销驾驶证。我国道路交通安全法第二十二条规定：饮酒、服用国家管制的精神药品或麻醉品的，不得驾驶机动车。另外，一些医学用途的常用药也会因其不良反应而对驾驶人的能力产生影响。参照世界卫生组织的分类和药剂科专家临床经验，有 7 大类药物会对驾驶产生影响，分别是：抗组胺药物、抗抑郁药物、镇静催眠药、解热镇痛药、抗高血压药、抗心绞痛类药、降糖药。

抗组胺药物：苯海拉明片、马来酸氯苯那敏片（扑尔敏）、盐酸赛庚啶片、异丙嗪等抗组胺药常见的不良反应包括头晕、头昏、恶心、呕吐、食欲减退及嗜睡等，另外，一些常用的感冒药如速效感冒胶囊、感冒清、感冒通、康必得等，其中均含有扑尔敏成分，服用后也可出现中枢抑制反应。

抗抑郁药物： 如氟哌噻吨美利曲辛片会削弱患者的注意力和反应力，盐酸多塞平片、帕罗西汀可能出现嗜睡、多汗、口干、震颤、眩晕、视物模糊、排尿困难、便秘等不良反应。

解热镇痛药：服用阿司匹林和水杨酸钠剂量过大，可出现头痛、头晕、耳鸣以及视力、听力减退等，称为"水酸反应"。服用镇痛药吗啡、可卡因、哌替啶及喷他佐辛等，人体易出现眩晕、恶心、呕吐、嗜睡等不良反应，有些人还会出现幻觉。

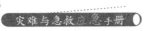

镇静催眠药：如地西泮（安定）、硝西泮、格鲁米特、甲喹酮等。这些药具有抑制中枢神经系统的作用，使人的反应能力降低、灵活性减弱，甚至出现头昏、困倦、视力模糊、注意力分散、测距能力下降等不良反应。

降压药：如普萘洛尔、阿替洛尔、美托洛尔等 β 受体阻滞剂能引起多梦、幻觉、失眠等症；氟桂利嗪、苯磺酸氨氯地平片、非洛地平、尼莫地平、尼群地平等钙拮抗剂则可引起头痛、眩晕及困倦；卡托普利、依那普利、贝那普利等可引起头晕、头痛。

抗心绞痛药：如服用硝酸异山梨酯片、硝酸甘油等会出现头晕、头痛、虚弱等脑缺血的症状，偶可发生意识丧失，饮酒会加重这一不良反应。

降糖药：各类降糖药物都可能引起低血糖反应，但以胰岛素和磺酰脲类如格列美脲、格列本脲等多见。在饥饿状态下及药物选用不当时可能出现低血糖反应，表现为饥饿、心悸、头晕、出汗、烦躁、焦虑、全身无力等，影响驾车安全。

还有一些药物能够影响驾驶能力。胃动力药如胃复安，有眩晕、嗜睡等不良反应，抗菌药物如甲硝唑可以引起头痛、眩晕，使用庆大霉素、链霉素、卡那霉素等氨基糖苷类抗菌药，可能引起听力下降，常有头痛、耳鸣、耳聋、平衡失调等不良反应。解痉止痛药如阿托品、消旋山莨菪碱，常见不良反应为视力模糊和心悸，过量则易引起焦躁、幻觉、谵妄和抽搐等中枢神经系统症状。避孕药：复方左炔诺孕酮片可能引起恶心、呕吐、头痛。抗溃疡药物如西咪替丁、雷尼替丁可能引起嗜睡、头晕、定向力障碍。抗癫痫药物如卡马西平、丙戊酸钠、苯妥英钠可能出现眩晕、头痛等。

因此，驾驶员应该在医生指导下选择药物及剂量，医生及药师需要详细告知驾驶员服药后可能出现的不良反应，药品生产企业（特别是非处方类药品）须在外包装上注明警示标志，以提示药品对驾驶能力的影响程度，驾驶员应避免服用影响驾驶能力的药物后驾驶，以减少药驾引起的交通事故。

郑州大学第一附属医院综合ICU　张曙光

54

如何预防疲劳驾驶？

疲劳驾驶是导致致命交通事故的重大隐患，被世界卫生组织列为人类死伤的重要原因之一，近年来广受关注。疲劳分为生理疲劳和心理疲劳。生理疲劳主要指机体疲劳，主要因为长时间驾驶，睡眠不足、睡眠质量差；而心理疲劳主要指中枢疲劳，一般源于长期从事紧张的脑力劳动或环境刺激及环境氛围、压力、情绪等影响。生理疲劳可以通过充分地休息调整来消除，但心理疲劳常还需要借助于注意力转移。

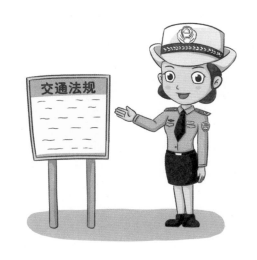

疲劳感可按驾驶的时候全身症状、精神神经症状分为 5 个阶段。其中，0～2 小时为驾驶员适应行车工作的努力期；2～4 小时为行车的顺利期；6～10 小时为行车疲劳期；超过 10 小时为行车倦怠的加重期，疲劳倦怠感症状明显加重；超过 14 小时为行车倦怠的过于疲劳期，疲劳感急剧加重。一天中，人最容易犯困的有 2 个时间段，也容易呈现疲劳驾驶现象：一个是凌晨两点到清晨六点，另一个为下午的三四点钟。影响疲劳驾驶的因素有睡眠质量、驾驶经历、车内外环境、运行条件、生活环境及社会因素等，具体见下表。

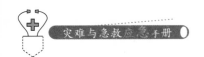

疲劳驾驶的主要原因

要素	形成疲劳驾驶的原因
睡眠质量	睡眠时间不足，睡眠质量差
驾驶经历	操作生疏、驾驶经验不足、安全意识差
车内环境	车内温度、湿度、噪声等不舒适；驾驶室操作人机界面的设计不合理
车外环境	气候条件、道路条件、交通流条件、交通设施条件不佳
运行条件	长时间、长距离行车、车速过快或过慢
身体因素	患有疾病或不适合、服用影响驾驶能力药物、女性经期、孕期
生活环境	家庭关系、人际关系等失调
社会因素	安全管理不规范、在利益驱动下多拉快跑

结合疲劳驾驶的原因，可采取以下措施进行预防：

（1）强化管理和行业监管

第一，完善行车规范，我国现有法规对驾驶员工作时间、驾驶时间和休息时间有了规定，但是对于工作时间、驾驶时间的概念不够明确。第二，修建驾驶员休息点，建立强制休息制度。依托高速公路服务区、加油站及其他公用设施，修建驾驶员休息点，为长途运输的驾驶员提供中途休息的地方，预防出现疲劳驾驶。第三，对于客运企业，需要进一步完善企业内部的管理制度和工作规范，强化客运企业的主体责任，对驾驶员出现疲劳驾驶情况应承担连带责任。第四，目前交通管理部门制定了许多关于疲劳驾驶的规章制度，而加强检查，有效地监督执行也是关键。

（2）加强法律法规的宣传，提高驾驶员安全驾驶意识

交通管理部门可通过电视、报纸、网络等方式宣传法律法规，讲解《中华人民共和国交通安全法》及《道路运输从业人员管理规定》等，驾驶员也应主动了解疲劳驾驶可能引发的危害，将安全意识内化于胸、外化于行，逐步形成安全驾驶的良好习惯。

（3）驾驶员自身管理

驾驶员自身管理是道路安全管理的重要环节，对于驾驶员，应从以下几个方面进行自身调节：保证充足睡眠时间，控制连续开车时间，注意劳逸结合，这样可有效地阻止疲劳驾驶的发生。连续行驶的时间不要超过 4 小时，超过 4 小时，必须停车休息 20 分钟以上；学会自我调节，保持生理与心理功能的相对稳定；行车途中要注意调节座位和椅背，给驾驶室通风、降低驾驶室温度；注意饮食，行车中不要过饱，也不要吃过于油腻、不易消化、生冷干硬及刺激性太强的食物，不要空腹开车，不饮浓茶和浓咖啡，不吸烟，不饮酒；防止带病、服用影响驾驶能力的药物后驾驶；提高安全驾驶操作技能、临危不惧的心理品质及应急应变的能力等。

（4）科学合理安排运输

按交通法规要求制定驾驶工作规范，确保驾驶人的正常驾驶作业时间和驾驶劳动强度适宜；运输业招聘驾驶员需身心健康，无酗酒、吸毒行为，并定期进行体检排查身体隐患；定期维修车辆，保证车辆正常运行；强化车辆维护工作，确保车辆技术状况良好。

（5）引入先进科技系统进行监测

有效监测驾驶员是否疲劳，并在疲劳时发出警告甚至主动控制车辆运动，能够降低引发交通事故的可能性。驾驶员疲劳状态监测系统可分为直接监测和间接监测。直接监测是基于驾驶员面部运动、眼部运动、心电、脑电等信号，间接监测则使用驾驶行为信号并结合车辆状态信号，采用统计分析、机器学习等方法分析驾驶员的状态。采用先进技术如根据眼闭合频率的 PERCLOS 系统、点头频率的 NO-NAP、锚定开关技术等检测与预警技术；道路设计、车道偏离警告系统、避免撞击系统等撞击事故预防技术，以及自动化技术、交互技术等。给车辆安装具有行驶记录功能的卫星定位系统的装置，专用校车、卧铺客车及各省运管部门规定的营运客车还应安装车内外录像监控系统，对营运车辆进行实时动态监控，可以及时发现和纠正驾驶人超速行驶、疲劳驾驶等违法行为。

郑州大学第一附属医院综合ICU　张曙光

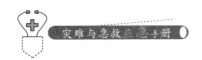

55

突发撞车时有哪些自救措施？

撞车是现代社会常见的一种交通事故，它的发生往往比较突然，让人来不及思考。万一发生了交通事故，而幸运的是您仍然具有行动能力，那您知道紧急时刻做些什么能保证您的安全吗？该如何进行自救呢？

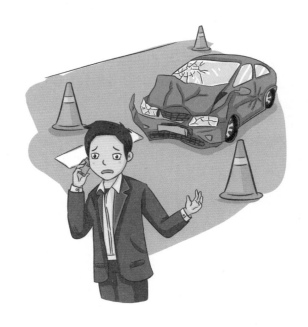

突发撞车那一刻，人的身体往往会因惯性作用前倾，随后向后反冲。这时，司机双手应紧紧压住方向盘，以减缓强大的冲击力对胸部、面部和颈部的冲击；而后排的乘客则应马上侧身，迅速用脚顶住前排座椅，头颈紧靠车座后背，防止身体因惯性碰到前排座位而受伤。

（1）为了避免事故进一步扩大，接下来我们还能做什么呢？

第一，提醒自己一定要保持清醒和镇定。在发生交通事故后，因为碰撞会使我们的大脑发生轻微的震荡，导致头晕犯困。所以在发生撞车时，千万不能惊慌失措，一定要冷静、保持镇定。如果自己能动，一定要时时刻刻提醒自己"我可以，我不能睡"等激励自己的话，保持镇定才能做出正确的应对措施。

第二，应避免二次事故。在发生交通事故后，人们通常缺乏对自己及车上乘员的保护意识，多半也很难去考虑到其他车辆的通行便利，欠缺对其他车辆的警示，这种情况下极易发生二次事故。因此，发生交通事故后，只要车辆还能够移动，我们必须迅速将车辆转移至路边，并打开双闪警示后车，或放置警示牌以防止二次事故的发生。

第三，将人员撤离至安全区域。在将车辆停妥之后，车上人员也应该迅速下车并撤离至安全区域。比如在高速公路上，人员应该翻越护栏，撤离至路肩之外。而在一般的道路上，所有人也应该离开路面，停留在有路沿的地方，然后拨打救援电话。如果事故中有人受伤，应将伤者迅速转移到安全而平坦的区域。如果受伤较重，在转移伤者的过程当中，还需要注意搬运方式，以保护伤者可能受伤的脊柱。

第四，检查伤势，采取自救措施。撞车后要检查自己是否受伤和伤情的严重程度，如果有大出血或骨折时，一定不要随便活动，以免伤情加重。当伤情比较轻微时，可以简单包扎处理伤口、止血，避免流血过多。

（2）撞车后出现下列症状要知道如何急救

1）胸部剧痛、呼吸困难　有可能伴有肋骨骨折、肺部损伤。

撞车时，方向盘最易撞到驾驶员胸部，如果伤者感觉到胸部剧痛和呼吸困难，可能是肋骨发生骨折并刺伤肺部。避免上述撞击最好的方法是遇到撞车时迅速用双手紧紧压住方向盘，以减缓强大的冲击力对胸部的撞击。如果怀疑骨折，千万不要贸然移动身体，避免碎骨对内脏造成新的伤害，最好打电话求救或者呼喊请别人帮助。

2）腹部疼痛　有可能伴有肝脾破裂大出血。

撞击发生时，肝和脾等器官最易受到损伤。肝脾破裂发生大出血时通常会有剧烈腹痛，此时最好不要随意活动，以免加重出血。如果发现车辆有起火等隐患，

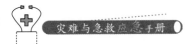

则要离开车子转移到安全地带，但最好不要长距离走动。

3）**出血**　是有外伤的主要表现。

撞击、破碎的玻璃等多种原因都可能导致头颈部、胸部或肢体外伤。撞车发生时司机或乘客要迅速低下头部，尽力抱紧车内固定物如扶手、椅背、座位等，以防止碎玻璃片割伤或划伤颈面部或刺中其他要害部位。如果发现外伤出血时，要用毛巾或其他替代品暂时包扎，以免失血过多。车上最好常备干净毛巾等物品，以备急需。

4）**肢体疼痛、肿胀畸形**　应怀疑伴有骨折。

如果感觉肢体疼痛、肿胀、畸形，则可能是骨折。骨折后伤者不宜乱动，搬动伤者前一定要确定伤肢不会发生相对移动，以避免血管和神经在搬动时受到二次伤害，应尽快对伤肢进行简易固定。最好用木板或较直的有一定硬度的树枝固定，用绳子把木板或树枝固定绑扎结实。

5）**其他**　如果感觉颈椎或腰椎受到了冲击，不恰当地搬动可能会造成伤者永久性的损伤甚至瘫痪。此时不应乱动，在原地等待救护人员来救助处理。

天津市天津医院　武子霞　朱海云　李银平

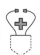

突遇地铁停电怎么办？

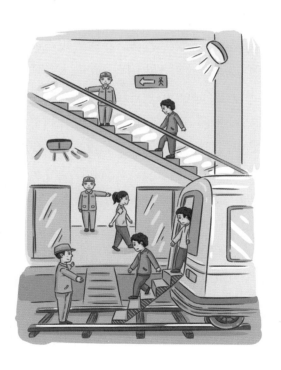

地铁已经成为一个现代化城市的交通主动脉。许多人的出行主要靠地铁。地铁会突然停电吗？2004年11月10日，武汉轨道交通1号线突发全线大停电，数千名乘客的出行受到严重影响。2007年10月23日，日本东京地铁大江户线突然停电，造成全线停运，1 300人被困在地铁列车上，多人因身体不适被送往医院治疗。因此，停电会使地铁系统全面瘫痪，带来的冲击和影响不言而喻。

如果突遇地铁停电，在一片漆黑的地下隧道里，我们应该怎么办？对此各城市地铁系统已经有了较为成熟的停电应急处理方案，包括故障抢修、恢复通讯、组织疏散等。但是，地铁作为一种人员集中的特殊空间，最难以处理的情况就是乘客疏散，我们普通乘客应该如何做出正确反应，采取有效措施撤到

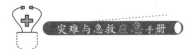

安全地带？

首先，我们要做到情绪镇定、头脑冷静，按照司机及车站工作人员的指引及留意相关疏散指示标志，完全可以有序地撤到安全地带，避免由停电引起的人员伤亡。

（1）停电发生在站台

当站台突然陷入漆黑一片，很可能只是该站的照明设备出现了故障，在等待工作人员进行广播解释和疏散前，原地等候，不要走动，不要惊慌，等待事故照明灯启动；站台的容量足够乘客安全有序地撤离。

（2）列车在隧道中运行时遇到停电

①首先应保持冷静，切勿惊慌，被困在地铁内时，不用担心车门打不开，更不要出现打砸车门、车窗的举动。必须耐心等待救援人员到来，按照救援人员的指挥到隧道中并按照指定的车站或者方向疏散。②此外，我们不必担心人多时被关在密闭的地铁车厢里会出现呼吸困难，因为列车迫停隧道内时，地铁调度人员会及时开启隧道通风系统；即使全部停电后，列车上还有可维持 45 分钟到 1 小时的应急通风。③如无其他意外发生，停电时一般不要拉动报警装置。④不要直接跳到隧道里，因为列车距离地面有一米多高且地面情况复杂，直接跳下容易崴脚并造成局面的混乱。⑤在隧道内行走时要小心脚下，以免摔伤或者被障碍物碰伤。不必担心在隧道里行走看不清路，停电一旦发生，除了引路的工作人员，每隔一段路还会有工作人员执灯照明。当然，我们还可以利用自己的手机等随身物品进行取光。⑥撤离时避免形成聚堆、拥挤和踩踏的局面。在逃生过程中，极容易出现聚堆、拥挤，甚至相互踩踏的现象，造成通道堵塞和发生不必要的人员伤亡。如看见前面的人倒下去，应立即扶起。同时要告诫和阻止逆向人群的出现，保持疏散通道畅通。⑦疏散过程中受伤时，及时与抢险队员取得联系，等候救治。

只要做到以上几点，不管发生什么情况，我们都能科学地应对地铁停电，保护自身安全。

第四军医大学西京医院 ICU 中心　张西京

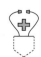

57

暴雨降临的城市——我们需要防范什么？

　　洪涝灾害是自然灾害的一种，是世界上最常见的灾害，多由暴雨或者长达数小时甚至数天的连续降雨导致。我国地域辽阔，城市数百座，但均不同程度受到洪涝灾害的威胁。古人云"洪水猛兽"，而身在暴雨降临的城市，我们应如何防范"猛兽"呢？

（1）暴雨降临前的预防和准备

　　①多看天气预报和关注预警信息。②熟悉周围环境和政府的应急预案，提前制订逃生路线。了解城市内可能出现的积水区域等洪水高风险区域，尽量避免暴雨灾害期出行。如出行，在出行过程中绕开积水路段，避开危险区域。③备好家庭应急物品，如食物、衣物、通讯设备（接收信息及发出求救信号）、手电、救生衣（圈）、常用药品等。④接到暴雨预警信息时，关掉电闸和自来水阀门，密封好门窗。

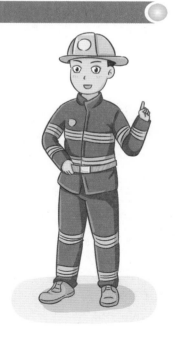

（2）发生暴雨时的应对措施

①发生险情时，切勿慌张。
切断电源，关闭开关（门气阀）。
②远离洪水，带上应急箱，不要
贪恋财物，向基础牢靠的屋顶等
高处转移，但不要奔跑，想尽办
法发出求救信号（手机、制造烟
火、挥动颜色鲜艳衣物或集体同
声呼救）。在等待救援的同时，
可自制筏逃生（利用门等较大漂
浮物制作逃生筏）。③若不幸被

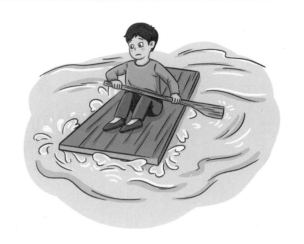

卷入洪水，一定要尽量抓住身边牢固或能漂浮的物体，保持体力，切勿慌张，因
为越慌张越容易呛水、淹溺。④切记不可轻易涉水，且尽量避免接触洪水（可能
带有下水道等污水）。⑤避免触电及雷击（详见第58节）。⑥持续关注暴雨的
最新消息和警报。

（3）暴雨停止后的应对措施

古语曰"洪水猛兽"，因城市洪涝灾害的突发性和不确定性，我们须树立洪
灾风险意识，采取正确的自救互救措施，把伤害降至最低限度。

①关注警报信息，确认官方已宣布该区域安全，再返回该地区。②回家进
门前要检查电线是否完整，煤气管道是否破损，房屋地面是否有裂纹、破损等。
③不要触碰洪水（可能带有污染物），丢掉所有接触过或可能接触过洪水的食物。
④暴雨停止、洪水退去后，回家后立即清扫住所。⑤注意饮用水卫生，不喝生水，
不吃腐败变质或可能接触过洪水的食物。⑥做好防蝇灭蝇、防鼠灭鼠、防螨灭螨
等工作。⑦注意心理调适，保证充足睡眠，尽量与人多交流。

广西医科大学第二附属医院 张剑锋

58

雷雨天气——怎么远离电击危险？

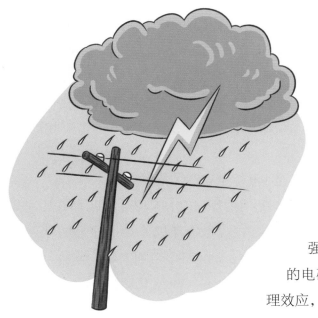

雷电（闪电）是大气中十分壮观的超长距离放电过程，通常伴随着强对流天气过程而发生，是一种常见的自然现象。雷电放电具有电压高、电流幅值大、变化快、放电时间短、电流波形陡度大等特点，产生强大的电流、炙热高温、强烈的电磁辐射及猛烈的冲击波等物理效应，从而能在瞬间产生巨大的破坏作用，造成雷电灾害，可对人体造成严重损害，甚至呼吸、心搏骤停。一旦被雷击，须争分夺秒在现场进行抢救。在雷雨天气，我们该如何远离雷击危险？（触电详见第59节）

雷击人体主要有4种形式，直接雷击、接触电压、旁侧闪络和跨步电压。为此我们可以采取以下措施远离雷击。

（1）关注天气预报和警讯信息。

（2）雷电发生前，迅速寻找一个相对安全的场所（雷暴条件下绝对没有雷击风险的场所是很难找到的）。当看到闪电至听到雷声的时间如≤ 30 秒，闪电已对人构成威胁，应迅速进入相对安全的场所。

（3）雷电通常会先雷击地面突出物尖端，因此室内（尤其是大型封闭式建筑、防雷保护建筑）、全封闭的金属车辆（如汽车、公交车等）、地势较低等地方为相对安全的场所。而孤立的高大树木及建筑物易遭雷击。

（4）不要在树下躲雨，不要停留在没有保护的露台。

（5）避免位于或接近高处或开阔处，如孤立的棚屋、岗亭、大树、球场。

（6）远离任何金属物质，如金属管线（道）、金属饰品，远离电器、插座，更不要触碰它们。

（7）切断电话，不要玩手机，尽量不要拨打或接听电话。

（8）在户外躲避时，尽量找一块地势较低的地方，人下蹲，双脚并拢，双手抱膝，头尽量往下低。不要躺在地上，不要与人拉在一起。

（9）如在游泳池等水中，应立即上岸。雷雨天气不宜在河边、水边活动。

（10）雷雨中避免奔跑，不宜快速开摩托车、快骑自行车，在雷雨中快速移动容易遭雷击。

（11）听到最后一个雷声时，至少要等 30 分钟才能到室外。

如不幸被雷击中，须立即进行抢救。如被雷击者出现呼吸、心搏骤停，立即行心肺复苏，同时呼叫"120"求救。如遭雷击后衣物着火，应躺下，并想办法灭火，如泼水、盖厚衣物、被子等。清醒的伤员应减少活动，呼叫"120"求救。

59

如何防范触电？

触电事件在日常生活中时有发生，因缺乏安全用电知识、违规操作、生活中意外触电、火灾、风暴等事故折断电线落在人体上或通过导体接触人体，以及被雷电击中均可引起电击，严重者可导致患者残疾甚至死亡，因此触电造成的危害不容忽视，如何防范触电成为了大家广为关注的社会性问题。

首先我们了解下什么是触电：触电又称电击，是指一定电流或电能量（静电）通过人体时可引起组织损伤、功能障碍，严重者可出现昏迷、心搏骤停、呼吸停止而死亡。电击包括低压电（≤1 000 伏）、高压电（0.1 万～33.0 万伏）、超高压电（或雷击，电压 33 万～100 万伏）和特高压电（≥100 万伏）电击 4 种。我国规定的安全电压为不高于 36 伏，持续接触安全电压为 24 伏，安全电流为 10 毫安，人触电后能自己摆脱的最大电流称为摆脱电流，交流为 10 毫安，直流为 50 毫安，在较短的时间内危及生命的电流称为致命电流，如 100 毫安的电流通过人体 1 秒，可足以致命。电击对人体的危害程度，主要取决于通过人体电流的大小和通电时间长短。

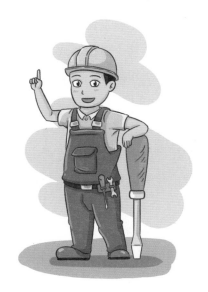

我们日常生活中家庭电路为220伏，动力电路为380伏，虽然都属于电击中的"低压电"范围，但接触后仍可对机体造成巨大损伤。我们应当从以下方面给予科学合理的防护。

（1）保证线路和用电环境安全，定期由专业人员对室内电线和用电设备进行检查，发现电线老化或漏电应及时更换或维修。

（2）新购入大功率电器后，应认真查看产品说明书，熟悉其最大功率及其绝缘性能，保证现有供电线路能够满足安全供电要求，不能满足要求时，及时改造更换，如果是靠接地线作为漏电保护的，则接地线必不可少。

（3）家庭经常使用的电器，应保持其干燥和清洁，不要用汽油、酒精、肥皂水、去污粉等带腐蚀或导电的液体擦抹家用电器表面，不要把家用电器安装在湿热、灰尘多或有易燃、易爆、腐蚀性气体的环境中。

（4）对于经常手拿使用的家用电器（如电吹风、电烙铁等），切忌将电线缠绕在手上使用；对于接触人体的家用电器，如电热毯，使用前应通电试验检查，确无漏电后才接触人体。

（5）禁止用湿手接触带电的开关，拔、插电源插头，拔、插电源插头时手指不得接触触头的金属部分，也不能用湿手更换电器元件或灯泡。

（6）家庭必备一些必要的电工器具，如验电笔、绝缘螺丝刀、胶钳等，家用电器通电后发现冒火花、冒烟、着火或有烧焦味等异常情况时，立即停机并切断电源，切不可用水或泡沫灭火器浇喷，紧急情况需要切断电源导线时，必须用绝缘电工钳或带绝缘手柄的刀具。

（7）所有的开关、刀闸、保险盒都必须有盖，导线与开关、刀闸、保险盒、灯头等的连接应牢固可靠，接触良好。保险丝烧断或开关漏电后，任何情况下不得用导线将保险短接或者压住漏电开关跳闸机构强行送电，必须查明原因才能再合上开关电源。严禁非专业人员在带电情况下打开家用电器外壳。

山东大学齐鲁医院　于光彩　菅向东

发现有人触电怎么处理？

生活用电为低频交流电，当频率为 50～60 赫兹时，易落在心脏应激期，引起心室颤动。电流有使肌细胞膜去极化作用，可引起肌肉强烈收缩。交流电有持续致抽搐作用，能"牵引住"接触者，使其脱离不开电流，其危害远较直流电大。另外，电流可阻断神经传导，如累及脑干，则呼吸、心跳可迅速停止。电流能量可转化为热量，使组织局部温度升高，引起灼伤。闪电可使组织迅速"炭化"。因此要针对触电发生的原因及损伤机理给予科学合理的救治。

（1）触电的临床表现

1）全身表现 电击后轻者出现头晕、心悸、面色苍白、惊慌、四肢无力、肌肉收缩和全身乏力等；重者有昏迷、抽搐、休克，严重心律失常、心搏骤停和呼吸停止等。急性肾功能衰竭主要是肾本身损伤以及坏死组织产生的肌球蛋白尿所致。严重电击症状可在接触电流时立即发生，也可有触电时症状较轻，经过一段时间后突然加重的情况。触电后还可出现呼吸、心跳极其微弱的"假死"状态。闪电损伤的特点是立即出现心跳、呼吸停止、急性心肌损害、皮肤血管收缩成网状图案。

2）局部表现 电热灼伤在电流入口处较出口处重，严重时组织炭化。肢体软组织灼伤严重时，远端组织可出现缺血和坏死，也可发生关节脱臼、骨折及

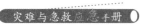
骨筋膜隔室综合征等。

3）并发症　并发症有多发性神经炎、上行性或横断性脊髓病变、高钾血症、胃肠道出血、肠穿孔、弥散性血管内凝血、肝损害、鼓膜损害、白内障，性格改变等。孕妇遭电击后常发生死胎和流产。

（2）触电的救治

首先立即将受伤者脱离电源。用干木棍或其他绝缘物将电源拨开，切忌用手去拉触电者。呼吸心跳均停止者，立即就地进行心肺脑复苏治疗。呼吸停止者，立即行口对口人工呼吸，继以气管插管，用呼吸机维持呼吸。心跳停止者，立即行胸外心脏

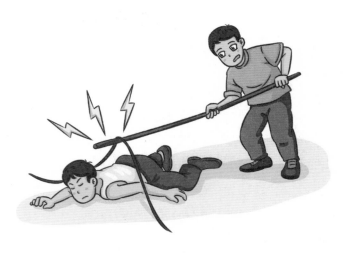

按压，患者复苏后尚须进行综合治疗。电击和心肺复苏术后48小时内，可发生各种严重心律失常，应常规给予动态心电监护。对于广泛烧灼伤、肢体坏死、关节脱臼和骨折、骨筋膜隔室综合征等外科情况由外科医师协助处理；急性肾功能不全者应积极防治急性肾功能不全；对症治疗：肌内注射破伤风抗毒素，应用抗生素防治感染，积极防治脑水肿，纠正电解质紊乱。

山东大学齐鲁医院　于光彩　菅向东

61

电击伤如何急诊救治？

电流通过人体引起的电损伤可以是全身性的（电击伤、电休克或触电），也可以是局部组织损伤（电烧伤）。交流电 110～380 伏特触电最多，常造成室颤而死亡。高压触电多有严重烧伤。电流通过心脏造成心脏收缩，通过脑使中枢神经麻痹－呼吸暂停，继而发生窒息性心搏骤停。触电后从高空坠落引起复合伤使损伤加重。触电的常见原因是不慎接触漏电的家用电器，特别是它们的开关，或误触断裂的通电线路或发生意外事故。电击通常指发生在雨天、旷野中被雷电击中所致的伤亡。但触电与电击两者的区别只是电流的大小，所致病理改变并无明显区别。触电（电击）引起呼吸、心搏骤停的特点与很多因素有关。

（1）电流种类

同样电击强度的直流电比交流电引起损伤更严重，因为直流电能产生组织电离解伤及灼伤。不同频率的交流电对人体影响也不同。50～69 赫兹的低压交流电可产生致命的室颤，而高频交流电对人体肌肉、神经影响相对较小。

（2）电流强度

一般通过人体电流强度越强，对人体影响也越大。数毫安电流可导致痉挛性肌肉收缩、手指麻木及刺痛，10～20毫安电流（交流电，50毫安直流电）是人体最大摆脱电流，100～1 000毫安引起室颤和突然死亡。超过1毫安可导致心肌收缩造成死亡。

（3）电压高低

电压增高，触电后流经人体的电流量越大，对人体伤害也越严重。高电压产生的电弧温度可高达2 000～4 000摄氏度，造成严重的电烧伤。闪电可产生几百万伏电压，许多被雷电击倒的人有一过性运动感觉障碍，部分人电烧伤的位置在电流不规则走向的出入点。若电流通过脑与心脏，患者会突然失去知觉、呼吸停止，同时心脏持续收缩，电休克后心脏松弛，恢复窦性心律，而呼吸中枢仍麻痹。

（4）人体电阻

身体各组织对电流的阻力自小到大按下述顺序排列，血管—神经—肌肉—皮肤—脂肪—肌腱—骨，所以血管和神经受电流损伤常常最严重。相同电压下，潮湿皮肤和有外伤皮肤电阻小，流入体内电流多，危险性极大。

（5）通电途径

电流从头顶或上肢进入体内而从下肢流出，约9%电流通过心脏，危险性大。如电流从一脚进，另一脚流出，危险性就小。如电流流经脑干、脊髓、心脏，常可导致严重后果。

（6）通电时间

通电时间越长，机体损害也越严重。如100毫安电流通电1～2秒，皮肤即可发生Ⅲ度电烧伤。

如何抢救电击伤患者？

抢救触电患者的具体操作主要依据受电击的程度而定。对轻型患者，如一过性地接触低电压、弱电流，仅表现为精神紧张、面色苍白、表情呆滞、心跳及呼吸加速，敏感者有短暂晕厥或昏迷，但很快即可恢复。对此型患者，只要电源已经断开，不必采取特殊的急救措施，休息以后可恢复，但应密切观察生命体征变化，并注意

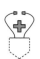

局部有无电灼伤，给予相应的对症治疗。如患者所受电流强度较大，触电时间较长，症状较重，甚至发生心跳、呼吸骤停，则要遵循下面的抢救原则进行处理。

● 确认患者脱离电源，防止施救者触电；如有可能立即切断接触的电源，但切记不可尝试用手去拉触电的人以离开漏电的电器或开关，因为这样会使电流经触电的人体流到抢救者的体中，导致施救者继发性触电。可采用绝缘棒或其他非金属物用力使触电者与电源分开，最好的方法是关闭电闸。

● 心跳、呼吸停止者应立即进行现场心肺复苏术，进行开放气道、口对口人工呼吸、胸外心脏按压等操作，在抢救的同时组织病员的转运工作，争取尽快行气管插管，高浓度正压给氧，尽早使用胸外直流电除颤。盐酸肾上腺素应作为心搏骤停后心肺复苏的首选药，但如触电后心搏存在，禁用肾上腺素，在现场缺乏电除颤及药物除颤条件时亦慎用此药。在早期心肺复苏后，可能再发生心律失常，应予监护。

● 心肺复苏成功后应进一步明确触电性质、电流强度、电压大小、电流出入途径、接触时间、有无从高处坠落等复合伤，并做相应处理，保护好创面，避免污染。

● 对轻型触电，神志清楚，仅感觉心悸乏力、四肢麻木者，应就地休息，严密观察1～2小时，对症处理，最好在心电监护下观察1～2天。

● 强直性肌痉挛会引起长骨骨折，损伤脊柱，搬运患者时要采取相应措施，避免加重创伤。

● 从外部烧伤无法确认内部组织损伤程度及严重性，即使患者电击后迅速清醒，也应送医院。

医院内在进行生命支持时需考虑到电休克、烧伤休克、创伤休克同时存在。监护患者全身状态、末梢循环、心率、中心静脉压、尿色及尿比重、红细胞压积、血气分析、每小时尿量，以调整补液性质及速度。电烧伤时常为深部组织严重破坏，补液量较同等面积烧伤者要多。严重烧伤者应输血，但合并心脑严重损伤者要防止发生心衰及脑水肿。一旦发现血红蛋白尿，应利尿并碱化尿液保护肾功能，必要时透析治疗。

四川省医学科学院、四川省人民医院

胡卫建　张建成

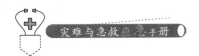

62

什么是交通事故?

随着私家车、电瓶车、货车等交通工具的广泛运用，随之而来的交通事故时有发生。交通事故作为一项危及人们生命财产安全的意外事故，一直以来深受社会各界的关注。

交通事故指车辆在行驶的途中因为过错或者意外而发生相应的人身财产安全损失事件。交通事故不仅是由不特定的人员违反道路交通安全法规造成的；也可以是由于地震、台风、山洪等不可抗拒的自然灾害造成。

浙江大学医学院附属第二医院 吴景 马岳峰

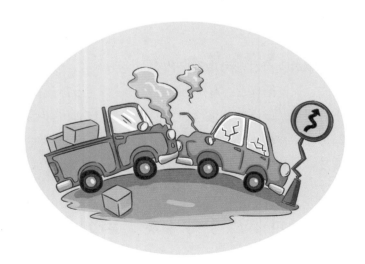

遭遇交通事故怎么办？

在道路上发生事故，首先要确定有无人员受伤，如有人受伤时，须紧急求救报警并及时处理，在确定无人员受伤以后，再查看车辆的损坏情况及损坏程度。如果事故责任明确，且双方对事故责任均无任何异议的，那么可以在第一时间进行拍照取证，然后及时撤离现场，避免二次事故及交通拥堵。另外还应同时通知保险公司，车辆的维修由责任方的保险公司承担。

（1）事故现场

当发生交通事故以后，车主必须马上停车并打开紧急灯，车上人员应立即下车，迅速转移至安全地带，防止二次事故发生；车主应立即记下对方车的牌号，以防对方在交通事故后逃逸。

（2）发出警示

保护好现场，亮起危险警告灯，也就是俗称的"双闪"，向其他车辆发出警告，并在车后方放置三角警示牌，放置距离为城市道路 50～100 米，高速公路 150～200 米。

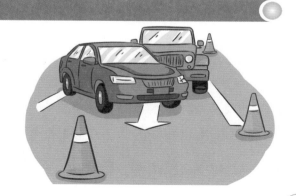

（3）情况估计

迅速估计现场情况，现场是否安全？有无人员受伤，受伤人员数量及状况？事故涉及多少人，多少辆车？现场有无懂急救的人员？

确认现场环境安全：关掉所有肇事车辆的发动机；禁止吸烟；尽可能防止燃油泄露；当心易燃物品。

马上求救：评估现场，如有人员受伤时，则紧急拨打"120"，并详细说明发生意外的地点及人员伤亡情况。

院前急救：对于没有呼吸、心跳的患者应立即开始心肺复苏；如患者持续有出血情况可进行简单的加压止血，以避免患者因为失血过度导致休克或死亡，从而为下一步抢救奠定基础和预留时间。另外，非专业人士者，切勿移动受伤者，除非伤者面临危险，因为您的移动有可能造成二次伤害。并且不可给伤者喂任何食物或饮料以防误入气管而造成窒息。

（4）记录现场

在确定无人员受伤以后，再查看车辆的损坏情况及损坏程度。如事故发生时有目击者，要立即记下目击证人的姓名、地址及电话。并且对事故现场进行拍照，拍照的时候一定要从多个角度进行拍摄，双方的车牌也一定要拍摄清楚，路面分道线也一定要拍进去，这些照片都可以作为事故责任划分的依据。

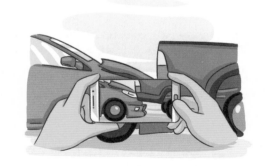

（5）协商处理

轻微交通事故可进行双方协商处理。如果双方协商处理没有结果或伤亡损失较大时，应及时报警。详细说明事故发生地点及伤亡人数，等待交警到场处理。同时向自己的保险公司报案，在交警未赶到事故现场之前，千万不可随意移动车辆。

浙江大学医学院附属第二医院　吴景　马岳峰

64

如何安全过马路？

也许有人觉得怎样安全过马路只是小孩子应该聊的话题，但是由于当下交通状况日益复杂，城市道路也逐渐增多，每个人都应该多多学习如何正确过马路，这既是对自己的负责，也是对公共安全的负责。

过马路一定要走人形横道或者过街天桥：这一点虽然是小学生都知道的道理，但是很多成人却为

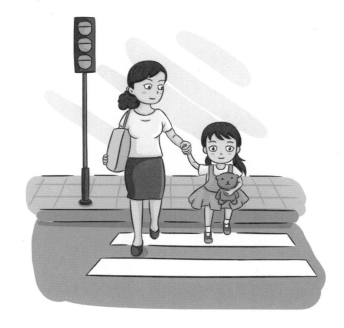

了贪图一时便捷而从没有人行道的地方横穿马路，这样是非常危险的行为。因为机动车在没有人行道的地方车速会比较快，骤然横穿马路可能会因刹车不及时而造成危险。

马路边或中央隔离护栏的存在意义在于分离车流、维护交通秩序，盲目跨越

很可能会造成一定危险。随意跨越围栏，既不文明又有危险，跨越围栏后面对汹涌的车流，一不小心就会产生交通事故。

过马路时在机动车道上应注意避让非机动车，尤其应当注意避让电动车。

如今的很多城市，电动车变成了一大"马路杀手"，很多电动车驾驶者交通法规意识淡薄，骑车横行直撞，左穿右插。因此，在过马路时，需要穿过非机动车道时，一定要注意避让电动车。

观察交通信号灯，一停二看三通过。

跨越了非机动车道，来到路边后应当先停下来，等行人指示灯变绿后再通过。现在有些人习惯看车行指示灯，看到车辆直行变成红色后就开始穿越马路，殊不知直行的车停下来了，还有转弯的车辆可能驶过人行道，此时若盲目过马路，遇到转弯速度较快的车，极易酿成惨剧。

过马路时应当保持警惕，快速通过，切勿在人行道上停留。

现在很多人喜欢在路上观看手机，或者路上听音乐，这都是很危险的行为。过马路时听音乐，很容易因为注意力分散而不能及时察觉危险状况；而在人行道上缓步走并看手机，更是一大危险，很可能没有注意到转弯的车或者撞到其他的非机动车或行人。

上海交通大学大学医学院附属仁济医院　孙晓凡

65

骑电动车为何要带头盔？

随着电动车动力不断提升，电动车受到了一些喜欢动力与激情的消费者的青睐，但是随之而来的便是其在高速行驶时自身的安全问题，而有效保护自身安全的方法便是佩戴头盔，那么如何选择头盔呢？

电动车头盔，是一种用于电动车骑士的头部保护装置。该头盔的主要作用是在受到冲击时保护骑士的头部，阻止或减轻伤害乃至挽救骑士的生命。有些头盔提供了附带的便利装置：如通风口设备、面部防护罩、护耳装置、内部通话装置等。

（1）头盔分类

头盔主要有 5 种类型。

全盔：具有较为完美的全头部保护功能，但缺少通风，比较闷气。

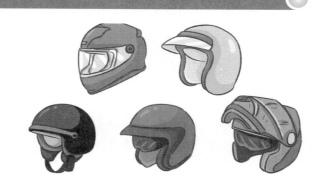

越野盔：常见于摩托车越野赛，通常没有护目镜，造型很受欢迎。

3/4 盔：造型类似下巴处没有防护的全盔。倍受欢迎的空军盔也属于这种。

半盔：又被称为哈雷盔，忽略下巴和后脑部的防护。但一些国家和地区禁用。

组装盔、上掀式盔：可以把下巴装置完全翻上去，从全盔变成 3/4 盔。

（2）头盔的好坏——头盔外壳壳体材料

1）树脂 常见的是 ABS［丙烯腈（A）、丁二烯（B）、苯乙烯（S）的三元共聚物，合称 ABS］的树脂材料，如台湾的牌子奇美。这是一种工程塑料，抗冲击能力强，尺寸稳定性好。该材料头盔市场价通常全盔在一百到三百之间。

2）玻璃钢 比 ABS 的好，更轻更牢，但也更难做，产量较低，所以也比 ABS 的贵不少。

3）碳纤维 目前最好的应该是碳纤维的，很牢，很轻，技术含量高，很贵！（这种材料可以用来做钓鱼竿。）

4）PP 料 只能做玩具头盔，安全性很差，不用考虑。

通过统计分析，如上述电动车、摩托车驾乘人员佩戴安全头盔，做好头部的安全防范，在事故发生时因颅脑损伤而导致死亡的人数将会大幅减少。

摩托车、电动车本身不像汽车一样拥有像是安全气囊之类的安全配备来保障驾驶员的安全，所以很多人说汽车是"铁包肉"，而摩托车是"肉包铁"！所以，骑摩托车、电动车，戴上必要的护具头盔，是非常重要的！

（3）常见问题

1）为什么受伤的总是头部 由于摩托车的特殊结构，导致摩托车摔倒撞击的情况发生时，受伤最严重的是头部。头部处于最高和最突出的位置，导致头往往最先着地或者撞击车辆及其他物体，而且头部在车祸发生时，往往承受不住车祸所造成的巨大冲击力。摩托车事故的伤亡率达到 59.6%，几乎所有死亡、伤残人员头部都受了伤，而且是致命伤。头部受伤主要是颅底骨折和脑挫伤。不戴头盔的情况下，头部受伤概率约为 64.8%。

2）神通广大的头盔 因为头盔光滑的半球性，可使冲击力分散并吸收冲击力，而头盔的变形或裂纹以及护垫，又起到一个缓冲作用，也能吸收一部分能量。据测算：人的头部一般可以承受 450 千克作用的冲击力。安全防护头盔的这几种功能最多可减少冲击力约 1 850 千克，能有效将实际作用于头部的冲击力降低至可耐受范围内。且头盔鲜明醒目的色彩，容易让其他车辆驾驶员注意到。一个好的头盔相当于保命符。头盔的使用可以大大降低死亡率，使车祸对人的伤害

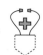

减少到最小。不戴头盔头部损伤率是戴头盔的 2.5 倍，致命伤不戴头盔是戴头盔的 1.5 倍。

3）头盔要怎么选　许多车主所戴的头盔并不规范，甚至还有的用工地安全帽敷衍了事。您可知工地安全帽是用于缓冲工地高处坠物的冲击。而摩托车、电动车头盔除了缓冲直接撞击外，还需要经得起高速摩擦的考验，减少骑行时迎面气流和杂物的干扰。

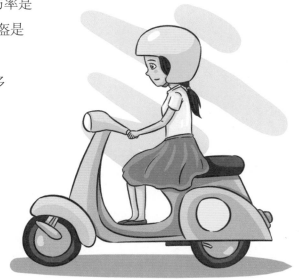

4）头盔选大一号还是紧的　选头盔不比选衣服，不能考虑未来会不会长高变胖而去买大一号的尺寸。头盔设计时首要考虑的是整体的防护和缓冲，所以垫有许多厚实的海绵垫，难免会觉得紧。正确的选择是带上头盔后稍感偏紧为宜。所以选购头盔时，最好本人亲自到实体店购买试戴。

5）头盔也有保质期　每款头盔都有使用年限，玻璃钢、工程塑料、泡沫塑料都会老化，随着时间的推移和损耗，加上一些破损和裂纹，头盔防护性能会减弱。头盔的使用年限一般是 2～5 年，过期的头盔绝对不能使用。

上海交通大学大学医学院附属仁济医院　孙晓凡

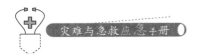
安全带的重要性有哪些？

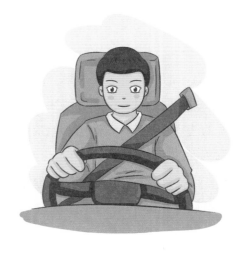

安全带是用来保护驾驶员和乘客安全的装置，这一点相信每个人都很清楚。但还是有不少司机在驾驶过程中不系安全带，对其态度是"用时则信手拈来，不用时则顺手一丢"。甚至有个别私家车主把安全带当成了摆设，只有在遇到警察时才勉为其难、装模作样地系一下。安全带是生命的保护神，在现实生活中，一些人却在安全带使用上走入了误区。安全带成为了名副其实的"摆设"。其实，这完全是在拿自己的生命冒险。当车辆在高速行驶时发生碰撞或紧急制动时，巨大的惯性会使车内乘员与方向盘、挡风玻璃等发生二次碰撞，从而造成对乘员的严重伤害。而安全带能将人束缚在座位上，它的缓冲作用会吸收大量动能，大大减轻乘员的伤害程度。然而由于观念的滞后，很多人都抱着侥幸心理，认为在市内行车，时速不会太高，所以没什么机会能用得着安全带。其实，当车仅以每小时40千米的速度行驶时发生碰撞，身体前冲的力量就相当于从4层楼上扔下一袋50千克重的水泥，其冲力之大可想而知。所以，安全带的作用不言而喻。

还有一些人认为，车内装备有安全气囊，所以就没必要系安全带了。其实，单纯依靠安全气囊也是十分危险的。因为气囊的爆发力非常大,如果丝毫没有安全带的牵引缓冲而直接撞到正在爆发的气囊上,对身体也会有严重的损伤。所以,安全气囊是要与安全带配合使用才能起到其"安全"的作用的。

据统计,由于系了安全带而在交通事故中幸免于难的乘员约占30%。也就是说,小小的安全带救了近1/3驾车人的命。所以,您千万不要嫌麻烦,举手之劳,也许就能保住一条命。套用一句大家都知道的宣传语:为了您的安全,请系好安全带。

《中华人民共和国道路交通安全法》第五十一条规定,机动车在行驶时,驾驶人、乘坐人员应按照规定使用安全带。公安部1992年11月15日发布《关于驾驶和乘坐小型客车必须使用安全带的通知》,规定上路行驶的小型客车驾驶人和前排乘车人必须使用安全带,并于1993年7月1日起生效。8月1日后,凡不按规定使用安全带的驾驶人或乘车人,一律处以警告或者5元罚款。

北京市实施《道路交通安全法》办法第八十三条规定,乘车人没有系安全带,可被处以20元的罚款。云南省道路交通安全条例第四十六条对机动车驾驶人在道路上驾驶机动车作了这样的规定:一、使用安全带,并保持齐备、完好;二、提醒乘坐人员使用安全带或者戴安全头盔。我国香港法律规定,乘坐出租车包括后座如不使用安全带最高罚款5 000港元及入狱3个月。

据统计,中国的交通事故死亡率高居世界第一,其中,因为不系安全带而死亡的比例超过40%。数据显示,正确使用安全带可以大大降低交通事故死亡率,当车辆发生正面相撞时可使死亡率降低57%,侧面撞车时可降低44%,翻车时则可降低80%,从这里可以看出,安全带其实就是"保命带"。系上安全带,一个简单的动作,甚至只有几秒,就能有效保护自己的生命安全,但令人遗憾的是并不是所有人意识到它的重要性。

试验数据显示:即使车速只有20千米/小时,不系安全带的话也会要命的。最重要的是,使用安全带还可以避免受到车内撞击的二次伤害。从"车辆碰撞"到"人体与车内物体的碰撞"只需要0.2秒的时间,正常人的反应时间在0.3秒以上,驾乘人员只能借助安全带来保护自己。因此,在车辆碰撞的瞬间,驾乘人员根本无法做出反应。车祸猛于虎,行车需谨慎。在这里提醒大家,无论在哪里,只要是乘坐车辆出行,就一定要系好安全带。

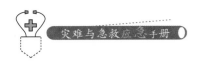
67

如何正确使用安全带？

众所周知，当汽车发生碰撞或遇到意外紧急制动时，将产生巨大的惯性作用力，使驾驶员、乘客与车内的方向盘、挡风玻璃、座椅靠背等物体发生二次碰撞，极易造成对乘员的严重伤害，甚至将乘员抛离座位或抛出车外。安全带能将驾乘人员束缚在座位上，防止了二次碰撞，而且它的缓冲作用则能吸收大量动能，减轻驾乘人员的伤害程度。

安全带虽然简单，但也有不少驾乘人员不能正确使用，以致酿成事故。为了保证乘员安全，在使用座椅安全带时应注意以下几点：①经常检查座椅安全带的技术状态，如发现有损坏应及时更换。座椅旁边地板上所有固定座椅安全带的螺栓都应按规定拧紧，螺栓周围应涂上密封胶。②要正确佩戴。三点式腰部安全带应系得尽可能低些，系在髋部，不要系在腰部；肩部安全带不能放在胳膊下面，应斜挂胸前。安全带只能一个人使用，严禁双人共用。不要将安全带扭曲使用。③不要让安全带压在坚硬的或易碎的物体上，比如，衣服里的眼镜、钢笔或钥匙等；也不要让安全带与锋利的刃器磨擦，以免损伤安全带；不要让座椅靠背过于倾斜，否则安全带将不能正确地伸长和收卷；座椅上无人时，要将安全带送加卷收器中，以免在紧急制动时扣舌撞击在其他物体上。④安全带必须与座椅配套安装，不得随意拆卸；如果安全带在使用中曾承受过一次强拉伸负荷，即使未损坏，也应更换，不得继续使用；安全带脏污时可用软肥皂和水作清洁液，用布或海绵擦洗，不要使用染料和漂白剂，它会腐蚀安全带而降低其抗拉强度，也不要用硬刷去擦，以免造成对安全带的损伤。

理想的安全带作用过程是：首先，及时收紧，在事故发生的第一时刻毫不犹豫地把人"按"在座椅上。然后，适度放松，待冲击力峰值过去，或人已能受到气囊的保护时，即适当放松安全带。避免因拉力过大而使人肋骨受伤。最先进的安全带都带有预收紧装置和拉力限制器，让我们来看看这两者的功能原理。

当事故发生时，人向前，座椅往后，此时如果安全带过松，则后果很可能是：乘员从安全带下面滑出去，或者，人已碰到了气囊，而此时安全带由于张紧余量过大而未能及时绷紧，即未能像希望的那样先期吃掉一部分冲力，而是将全部负担都交给了气囊。这两种情况都有可能导致乘员严重受伤。

(1) 正确系安全带第一步——调整坐姿

①人与方向盘的距离：双手平伸，两手手腕正好放在方向盘上，此为最合适的距离。②腿部弯曲程度：腿部呈约90度弯曲，这样如果紧急制动时，腿部更便于灵活反应。当发生撞车时，也保证了腿部足够的缓冲，避免跨部及上体受到伤害。③两手在方向盘上的位置：两手放在9点和3点近似水平的位置上，这样有助于在紧急情况下有效地操控车辆。

(2) 正确系安全带第二步——调整安全带

①握住搭扣锁和锁舌。②缓慢地拉出腰肩安全带。③保证肩部安全带从肩部划过、贴近颈部，并舒服且紧密地贴合身体。④保证腰部安全带在腹部以下，并尽可能地低一些，同样要贴合身体。⑤将安全带卡扣插入扣锁中，直至听到

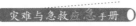

卡塔声。

（3）孕妇系安全带正确步骤

①腰带避开隆起部位，放在胯骨的最低位置，即两侧胯骨的突起部分和耻骨的结合处。最好是绑住大腿。不能让腰带横切在隆起的肚子上。②肩带也要避开隆起的肚子，从头侧部通过双乳之间到达侧腹部。不能让肩带横切过肚子，另外小心带子偏头一侧可能摩擦颈部。③开车时要调节座椅位置，让肚子和方向盘间有一定空间。④调节座椅的倾斜度，使安全带始终贴在身体上。

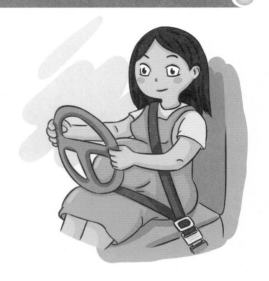

上海交通大学大学医学院附属仁济医院　孙晓凡

68

喝多少酒算酒驾？喝醉了开车才是吗？

　　酒文化是中国的传统文化之一，从古至今关于喝酒的诗句更是比比皆是，"酒逢知己千杯少""酒不醉人人自醉""人生得意须尽欢，莫使金樽空对月""三杯通大道，一半合自然"……随着人们社交场合的增加，无酒不成席，抿上一口，干上一杯成了我们生活中的常态，酒后驾车也因此经常发生在我们的日常生活中，因酒后驾车引起的交通事故使得酒驾成为了马路第一大"杀手"。那么喝多少酒算酒驾呢？喝醉了开车才是吗？我们根据国家质量监督检验检疫局发布的《车辆驾驶人员血液、呼气酒精含量阈值与检验》(GB19522—醉酒驾车的测试 2004) 中的规定，给大家提供一些关于酒驾的准确定义。

　　酒驾分为饮酒驾驶和醉酒驾驶，虽然称呼上有区别，但二者都是严重违反交通安全法的违法行为。

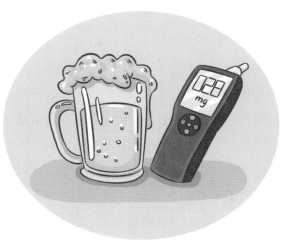

　　饮酒驾驶：指车辆驾驶人员血液中的酒精含量大于或者等于 20 毫克 /100 毫升，小于 80 毫克 /100 毫升的驾驶行为。

　　醉酒驾驶：指车辆驾驶人

员血液中的酒精含量大于或者等于 80 毫克 /100 毫升的驾驶行为。

正常成年人的血液总量相当于体重的 7%～8%，即每千克体重有 70～80 毫升血液。比如，一个体重 60 千克的成年人，血液总量按体重的 7.5% 计算，他体内的血液总量为 4 500 毫升，所喝酒中酒精含量达 900 毫克进行驾驶即为饮酒驾驶，酒精含量达到 3 600 毫克时即为醉酒驾驶。

直观地讲：一杯啤酒（酒精度按 4%，总量按 200 毫升计算）就可以查出来是酒后驾驶了；白酒的话（酒精度按 40% 计算），喝上 50 克后开车，就已经是酒后驾驶了。至于醉酒驾驶，一些人自称自己千杯不醉，举着酒杯豪情万丈地说："大家去问问我酒量，这一点酒就

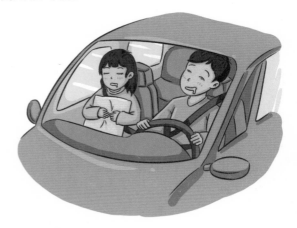

想撂倒我，这不是开玩笑么！只要没醉，怎么开车来的，我怎么开回去，哈哈哈……"NO,NO,NO！不要忘了，只要血液酒精含量大于 80 毫克 /100 毫升就已经达到了醉驾的标准，交警叔叔只看血液检测结果，不管您是如何海量又如何千杯不醉喝倒众人，所以再也不要以为自己喝醉了才算醉驾哦。一些挺着大肚腩的叔叔喊道："服务员，给我来几瓶农夫山泉"，随后举着农夫山泉说："兄弟们，喝点水，吃点口香糖，减少口中酒精量，哈哈哈……"NO,NO,NO! 您呼出的气体来自于您的肺不是您的口腔，而且交警叔叔还要验血的哟，切记，侥幸心理统统留不得！另一些聪明的叔叔说："解酒药来了，吃了再开车回去"——NO,NO,NO! 进入体内的酒精主要在肝进行分解代谢，酒精在人体内由人体内的乙醇脱氢酶催化生成乙醛，再由乙醛脱氢酶生成乙酸，最终转化为二氧化碳和水排出体外，解酒药的主要作用是缓解大量饮酒后经肝分解的乙醛过多导致的全身不适、恶心、呕吐及昏迷等醉酒症状。所以服用解酒药可以一定程度上减少酒精给人们带来的不适，但并不能分解酒精，降低血液中的酒精含量！

可见，并不是您喝多少酒才叫酒驾，也不是只有喝醉了才叫醉驾！记住哦，

血液中的酒精含量达到 20 毫克 /100 毫升以上，都属于酒驾。如果达到了 80 毫克 /100 毫升以上，即便您认为自己真的头脑清醒，思维清晰，那也是醉驾。相信您应该有了客观的了解与主观的认识，也一定知道了并非喝醉了才叫酒驾，为了酒驾而采取一些错误的手段去躲避交警是不可行的，要知道不酒驾是为了安全，为了生命，而非为了躲避交警！

《中华人民共和国道路交通安全法》第九十一条规定：饮酒后驾驶机动车的，处暂扣六个月机动车驾驶证，并处一千元以上二千元以下罚款。因饮酒后驾驶机动车被处罚，再次饮酒后驾驶机动车的，处十日以下拘留，并处一千元以上二千元以下罚款，吊销机动车驾驶证。醉酒驾驶机动车的，由公安机关交通管理部门约束至酒醒，吊销机动车驾驶证，依法追究刑事责任。五年内不得重新取得机动车驾驶证。

所以，为了您和他人的安全，务必做到饮酒不开车，开车不饮酒。

武汉大学人民医院　徐抄　余追

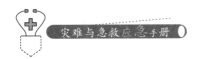

酒驾有哪些危害?

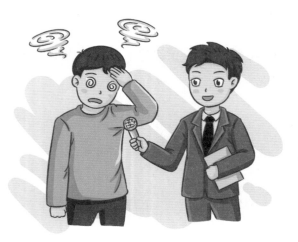

在我们面前是一场刚刚发生的车祸现场,让我们走进现场,通过采访希望能找出造成此次事故的罪魁祸首。

您好,先生们!我是来自灾难医学与急诊医学科普系列丛书部门的记者小白,请问您们怎么称呼?您们能一一地简单描述一下当时现场是什么情况吗?

眼先生:您好!小白记者,您可以称呼我为眼先生,在此次的驾驶过程中,我主要是负责定位前方的障碍,一旦发现前方有障碍物,就立即汇报给脑先生,脑先生再告诉手师傅与脚师傅进行操控,平时整个驾驶过程中我都会很认真地工作,可今天不知怎么回事儿,我和脑先生都有点犯困,在事故发生前我没能看到前方有障碍物。

手师傅:小白记者,大家都喊我手师傅,在我旁边的是脚师傅,此次驾驶主要由我俩负责操控,我们只听从脑先生的指挥,不过我们俩也不知咋回事儿,今天反应也有点迟钝。脑先生醒一醒，您给小白记者讲一下当时的情况吧。

　　脑先生：记不清了，我只记得当时我们喝过酒以后，感觉自己无所不能！所以命令手师傅与脚师傅加速前进，之后就和眼先生放心地打起了瞌睡，平时前方遇到障碍都是由眼先生及时告诉我，可今天眼见就要撞到障碍物了，眼先生才告诉我。我接到消息第一时间就告诉手师傅与脚师傅，可没想到手师傅与脚师傅今天的反应太慢了，于是就发生了车祸。

　　记者小白：喝酒？你们喝酒啦！我明白了，让我来告诉你们为什么吧！酒精属于一种麻醉剂。饮酒以后，开始时酒会使脑先生（中枢神经）兴奋，然后产生抑制作用。这就是为什么脑先生刚开始会命令手师傅与脚师傅加速，然后自己又打起瞌睡的原因。专家指出，血液中酒精含量达到 0.03% 时，空间视力会变得很差；而当含量达到 0.08% 时，动眼肌肉组织出现紊乱，视野会缩小。这就是为何眼先生在饮酒后没有及时发现障碍物的原因。而且饮酒后眼先生还会对灯光的反应延长，从而无法正确判断障碍物的距离。一般情况下人的运动反射神经的反应时间为 0.75 秒，而饮酒后的反应时间增加到 1.5～2 秒以上，这样如车速为 60 千米／小时，反应时间慢了一秒钟车子就已经跑了 16.67 米，制动非安全区增大了，必然会产生严重后果。这就是手师傅与脚师傅反应慢了一下，没有及时躲开障碍物的原因。

　　通过小白的讲解，相信大家已经知道此次事故的原因了吧？而且也一定了解了为什么酒后驾驶容易发生危及生命的交通事故，为了家人，为了自己，要牢牢记住喝酒不开车，开车不喝酒！

武汉大学人民医院　徐杪　余追

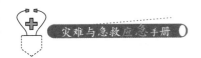
70

交通事故后如何搬运伤员?

众所周知,交通事故的发生与公众日常安全、生活戚戚相关,全球每年因交通事故死亡人数超过 120 万人,伤 3 000 万人以上,致残约 500 万人。然而这里面不乏一些由于现场人员不及时、不正确地搬运而受到二次伤害的伤员。那么若要避免这种二次伤害,使伤员得到更专业的救治,我们该采取何种搬运方式呢?

(1) 搬运原则

①伤情重者优先,中等伤情者次之,轻伤者最后。②经现场急救,血压、脉膊、呼吸等生命体征基本稳定者可以搬运。③部分危重患者可以采取边抢救边护送的原则,最好选择就近医院进行救治。

(2) 搬运方式

1) 单人徒手搬运伤员

● 扶行法:本方法适用于清醒、没有骨折、伤势不重,但自己行走有一定困难的患者。救护时抢救者站在伤员一侧,将伤员贴着自己的一侧上肢绕过救护者的颈部,救护者用手抓住伤员的手,使其倚靠在自己身上,救护者用另一只手搀着伤员的腰部,搀扶伤员行走至安全地带。

● 拖行法:适用于体重较重、体型较大,自己又不能行走,而现场危险必须立即离开现场时。操作时抢救者抓住伤员的双肩或双踝部,将伤员拖拽出现场。

拖拉前最好用衣物、毛巾或布料等垫好患者的头部，以免头部发生继发性损伤。此方法由于容易擦伤患者后背或其他部位，造成不必要的损伤，所以，除非紧急情况而又别无选择时不要采用此方法。另外，在拖拉伤员过程中，要注意保护颈部和脊柱，不要使其弯曲或扭曲。

● **背负法**：适用于老幼、体轻、清醒并且没有上下肢及脊柱损伤的患者。操作时让伤员伏在抢救者背上，双臂从抢救者肩上伸到抢救者胸前，两手紧握。抢救者抓住伤员大腿，慢慢站起。

● **抱持法**：适用于年幼、体轻而又没有颈部、脊柱或双下肢骨折、只需要短距离搬运的患者。具体方法是抢救者蹲在伤员的一侧，面向伤员，一只手放在伤员的大腿下，另一只手放在伤员的背下，然后将其轻轻托起，抱持到安全地带。

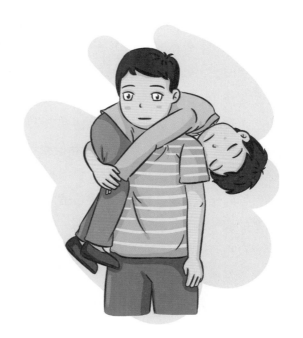

2）两人或两人以上如何徒手搬运伤员

● **轿杠式**：适用于清醒无四肢、骨盆、脊柱骨折患者，当有两名抢救人员时常用此法。具体操作时两名抢救人员面对面各自用右手握住自己的左手腕，再用左手握住对方的右手腕，使之形成一个方型的小平面，然后蹲下让伤病员坐在这个四只手形成的小平面上，伤病员将双手分别置于两名抢救者的颈后及肩上并扶好。伤员坐稳后两名救护人员同时站起，行走时保持步调一致。如患者体格较弱，按上述方法搬运时不能保持稳定，则可采取以下的改良方法：两名救护员面对面蹲在伤员的两侧，分别将靠近伤员一侧的手伸到伤员背后握住对方的手腕，将另一只手伸到伤员的大腿中部也相互握住对方的手腕。在一个人的统一指挥下同时起立，使伤员坐在下面的两只手上，背靠后面的两只手。抢救者保持步调一致。

● **双人拉车式**：适用于意识不清的患者，两名救护者，一人站在患者的背后，将双手从伤员腋下插入，把伤员两前臂交叉于胸前，再抓住伤员的手腕，把伤员抱在怀里，另一人反身站在伤员两腿中间将伤员两腿抬起，然后，两名抢救人员一前一后的行走。

● **三人或四人平托式搬运**：主要用于脊柱骨折或怀疑有脊髓损伤患者。操作时三名或四名抢救者站在伤员的肩、臀和膝部位处，同时单膝跪在地上，分别抱住伤员的头、颈、肩、后背、臀部、膝部及踝部，然后在一人的统一指挥下，同时抬起伤员，步调一致地前进。在前进中步幅大小要相差不多，以确保伤员躯干不被扭转或弯曲。如伤员身材矮小或抢救人员肥胖，站在伤病员一侧比较拥挤而不利于患者的协调搬运，这时三名抢救人员可分别站于伤员两侧。两名抢救者站在伤员的一侧，分别在肩、腰、臀部和膝部，第三名抢救者站在对侧伤员的臀部，两臂伸向伤员臀下，握住对面伤员的手腕，三名救护员同时单膝跪地，分别抱住伤员的肩、后背、臀、膝部，在统一指挥下同时抬起伤员，根据事故现场情况可以直行也可以横行，但横行时由于一人为倒退行走，要注意不要摔跤，以免加重伤员的损伤。

3）特殊伤病员的搬运

● **颅脑外伤**：严重的颅脑外伤可因昏迷，舌根后坠而常常合并呼吸道大量分泌物和黏液。因此，搬运时应取侧卧位，有利于呼吸道分泌物排出，从而保持呼吸道通畅。如果脑组织膨出，应用清洁碗扣在其上，再用绷带结扎固定，以减少振动。另外，颅脑损伤患者，往往伴有颈椎损伤，故应用颈托固定颈部。

● **颈椎伤**：对颈椎损伤的患者，务必及时用颈托固定颈部。如果无颈托，可用软枕或沙袋置于颈部两侧加以固定，以免头部晃动。

● **开放性气胸**：如果条件不允许，可就地取材，如用塑料布、胶带等其他不透气的物品盖住伤口再包扎，用坐椅式搬运，患者取坐位或半卧位，可用折叠椅或一般的靠背椅搬运。

● **腹部伤**：患者取仰卧位，两下肢屈曲，膝下加垫，尽量放松腹壁。如果腹腔内小肠脱出，不应立即回纳，以免污染腹腔。若小肠已坏死，放回腹腔，可引起严重后果。所以，应用清洁碗扣在其上，捆绑固定后搬运。

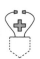

● 胸腰椎骨折：对这类患者，搬运时应加倍小心。 正确的搬运方法是采用平托法：即一人扶头，一人托胸背，一人托臀部，一人托两下肢，一起把患者托起放置到硬担架或木板上，一般取平卧位，腰部骨折患者应在腰下垫一软枕。

● 休克：此类患者应取平卧位，一般不加枕头，双脚抬高，可用一般担架搬运。

总之，不同的创伤患者，经过正确的急救，搬运和送，可以有效地阻止再损伤，遏止病情的恶化，为危重患者的抢救赢得了时间，为病情进一步的诊断和治疗，创造了时机。

郑州大学第一附属医院综合ICU　丁显飞　张晓娟　孙同文

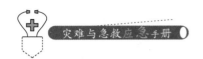

71

开放性创伤的院前如何处理?

开放性创伤在我们的日常生活中随处可见,大部分人也都经历过,那么它到底是指什么?遇到了又该如何处理呢?

在生活中难免有磕磕碰碰,相信大家都有过这样的经历,有时皮肤会有一些小的擦伤,这其实就属于开放性创伤,通常我们会直接拿创可贴覆盖伤口,那么,开放性创伤究竟是指什么?正确的处理方法又是什么呢?本文将依据相关专业书籍,结合实际,阐述开放性创伤的定义和处理方法。

狭义的创伤是指机械性致伤因素作用于人体所造成的组织结构完整性的破坏或功能障碍;而广义上讲,物理、化学、心理等因素对人体造成的伤害也可称为创伤。通常为了尽快对患者做出正确的诊断,我们对创伤进行了分类,常用的分类方法包括按致伤机制分类、按受伤部位分类、按伤情轻重分类及按伤后皮肤或黏膜完整性分类等。皮肤或黏膜完整无伤口者称闭合伤(closed injury),通俗来说即表面没有破皮或者流血,如挫伤、挤压伤、扭伤、震荡伤、关节脱位和半脱位、闭合性骨折和闭合性内脏伤等。相对应地,有皮肤或黏膜破损者称开放伤(opened injury),即表面有破皮或者流血,如擦伤、撕裂伤、切割伤、砍伤、刺伤等,生活中一些小的擦伤,破皮流血了,即属于开放性创伤的范畴。一般来说,开放性创伤易发伤口感染,所以了解其处理方法是至关重要的。

生活中常见的浅表的小刺伤,如庄稼刺条、木刺、缝针等误伤,可能引起感染，如有出血，需直接压迫 3～5 分钟，止血后使用 70% 酒精或碘伏涂擦，包以无菌敷料，如创可贴、纱布等，注意粘贴创可贴时避免接触创可贴内侧造成污染，并保持伤口及周围干燥 24～48 小时，如伤口内有异物存留，应设法取出，再重复上述消毒和包扎程序。浅部切割伤，多为刀刃、玻璃片、铁片等造成，伤口长度及深度不同，如仅伤及皮肤层（通常伤口深度为 0.5～4.0 毫米之内），用 70% 酒精及碘伏消毒后无菌包扎即可；如伤口长达 1 厘米左右，深度达 4 毫米以上，伤及皮下，需先用棉签或棉球蘸取生理盐水蘸干净伤口裂隙，再用 70% 酒精或碘伏消毒后包扎，1 周内每日涂碘伏 1 次，10 日左右可无须包扎。

本文主要阐述开放性创伤自行处理的方法，如伤情较重、伤口污染、合并感染或存在异物等，须尽快至医院就诊，最好于伤后 6～8 小时内接受有效治疗。

郑州大学第一附属医院综合 ICU 丁显飞 原阳阳 孙同文

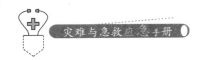

72

怎样恰当地搬运伤员？
需要注意什么呢？

我们经常会在生活中遇到有人受伤，当遇到伤员伤情危急时，迅速将其搬运并转移至医疗场所，对其进行有效的施救，刻不容缓。但需要我们注意的是，搬运伤员也是个"技术活"，不能把搬运看作是简单的体力劳动，错误的搬运往往起不到救援的作用，反而会加重伤情，甚至威胁伤员的生命安全。那么如何做到科学安全地搬运呢？

（1）任何伤员在搬运前都应该认真检查，如发现损伤或明显异常症状，立刻给予急救处置后再转运，如持续出血伤口应先止血包扎、搬运骨折患者时应先固定骨折部位等。

（2）疑有脊柱损伤的伤员，应该按照"原木原则"进行搬运，即保持脊柱不屈曲或旋转，以免损伤脊髓，造成瘫痪。使用担架搬运时注意将伤员额、胸、髋、大腿、小腿绑扎牢固，头颈两侧用衣物固定、或有专人始终牵引双侧下颌，防止头颈及脊柱其他部位晃动。

（3）运送途中时刻注意危重伤病员的病情变化，特别是神志、呼吸和脉搏的改变。一旦病情恶化，应根据需要立即进行心肺复苏等紧急处置。

（4）运送途中伤员宜躺卧、不宜坐立。尤其是外伤出血休克的伤员，躺卧可以增加头部供血，缓解脑缺血缺氧。

（5）昏迷伤病员在运送途中应注意保持头侧位或侧卧位，并将义齿掏出，防止舌后缩或呕吐物等堵塞气道，使伤员窒息。

（6）运送途中即使伤员口渴，也不要给其饮水或进食。因为一旦需要手术，麻醉后可因胃内容物返流误吸入呼吸道，造成窒息或吸入性肺炎。

（7）对于有抽搐的患者，加强看护，防止摔伤，还应用纱布、手帕或筷子等，夹在伤员上下牙之间，防止抽搐时咬伤舌头。

（8）根据季节，还应该注意伤病员防冻、防暑。

（9）慎用止痛剂和镇静剂等药物，以免掩盖病情，贻误抢救。

这里列举了一些正确的搬运方法。

● 徒手搬运：①单人搬运，由一个人进行搬运。常见的有扶持法、抱持法、背法。②双人搬运法，椅托式、轿杠式、拉车式、椅式搬运法、平卧托运法。

● 器械、工具搬运：①器械搬运法，将伤员放置在担架上搬运，同时要注意保暖。在没有担架的情况下，也可以采用椅子、门板、毯子、衣服、大衣、绳子、竹竿、梯子等制作简易担架搬运。②工具运送，如果从现场到转运终点路途较远，则应组织、调动、寻找合适的交通工具，运送伤病员。

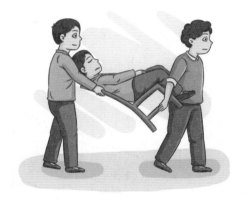

● 危重伤病员的搬运：①脊柱损伤，硬担架，3～4人搬运，固定颈部不能前屈、后伸、扭曲。②颅脑损伤，半卧位或侧卧位。③胸部伤，半卧位或坐位。④腹部伤，仰卧位，屈曲下肢，宜用担架或木板。⑤呼吸困难患者，坐位，最好用折叠担架(或椅)搬运。⑥昏迷患者，平卧位，头转向一侧或侧卧位。⑦休克患者，平卧位，不用枕头，脚抬高。

最后，大家对伤员的正确搬运是不是有所了解了呢？熟悉伤员搬运方法，正确搬运、恰当搬运、科学搬运，让我们不止是伤员的搬运工，更是保证伤员顺利获得医疗救治的安全护卫！

郑州大学第一附属医院综合ICU 丁显飞 宋恒 孙同文

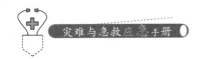

73

救命锦囊！汽车不慎落水，该如何自救？

2018 年 10 月 28 日，行驶在重庆万州长江二桥的一辆公交车，因一名乘客与驾驶员发生争吵导致车辆失控，突然越过道路中心实线，与反向行驶的红色小轿车相撞后，坠桥沉江，导致全车 15 人无一生还。

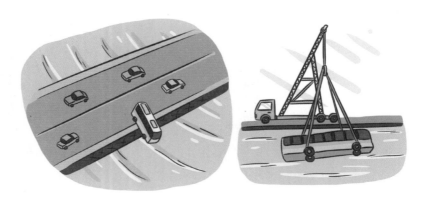

重庆万州公交车坠江事故

面对这件"人间失控"的悲剧，让无数人揪心又痛心，但同时又警醒我们，难道汽车落水，我们就无路可退，只能坐等死亡吗？当我们真的因突发状况落水了，该如何自救呢？

所以，以防万一，我们有必要学习汽车落水自救的方法，在出事之前学会正确的逃生自救技能，才能有备无患。

（1）切莫慌张，解开安全带

在汽车落水前需要做的就是保持冷静，及时用双手紧握方向盘，一只手在10点钟方向，另一只手在2点钟方向，头向前俯屈，可防止头部损伤。汽车落水后，一定要尽量保持镇定，保持理智，冷静处理接下来的困境。

第一件事就是解开安全带，然后了解清楚自己所处的位置，判断水面的方向，一般而言，有光亮的方向为水面方向。

接下来，确定好逃生的路线和方案。这时千万别为了阻挡水进入车内而关闭车窗，因为这是关闭了逃生的通道，同时也会阻断空气造成车内缺氧。不建议第一时间打电话求救，因为有可能会因为打电话失去自救时间而丧生。

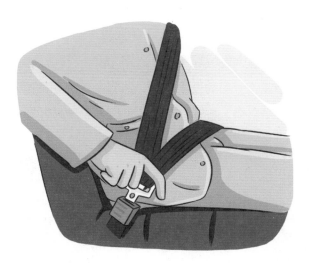

保持冷静，解开安全带，寻找逃生路线

（2）首选开车门逃生，次选开车窗

当汽车的门和窗在落水时是关闭状态时，在车辆刚落水的第一时间，车门还是容易打开的，尝试打开车门是自救逃生最快捷、有效的第一选择（下图A和B）。但这段时间非常短暂，很多人通常会错过。

当水逐渐淹没车门达到1/2以上时，由于入水越深压力越大，车门处于被负压顶住的状态而很难打开，这时就不要再花时间去尝试打开车门，而是应迅速打开电子中控锁的解锁装置，保证汽车在电路还没有断电之前打开各个车窗或天窗

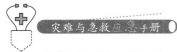

逃生（下图 C 和 D）。

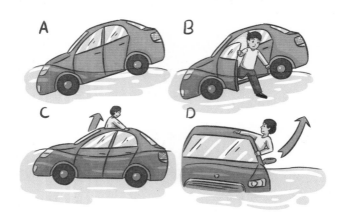

首选开车门逃生，次选开车窗

（3）从后备箱逃生

现在有些汽车会设计专门的逃生暗道，遇到车辆头朝下掉入水中的情况，可以爬至后排，放倒后排座椅，按动逃生按钮就可以手动打开尾箱逃生。

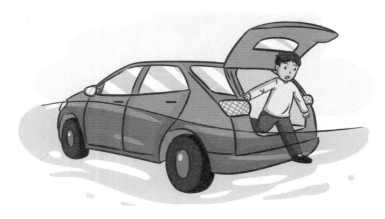

从后备箱逃生

（4）使用工具砸窗

当车门、车窗及天窗无法打开，又没有后备箱紧急通道时，仅靠一个人的力量要在车内用手或脚打开、踢碎车窗玻璃是不会见效的。因此，只能迅速选用合适工具砸开车窗玻璃自救逃生，比如：①座位头枕，拔下头枕后用 2 个尖锐的插头砸向车窗玻璃（下图 A）。②安全锤，如大巴车上的安全锤，往玻璃上砸去，整个车窗玻璃就会被击碎（下图 B）。③灭火器，用灭火器底部砸向车窗玻璃可以击碎（下图 C）。④高跟鞋的金属跟、皮带扣、手表等物质量较轻，都不能击碎车窗（下图 D）。

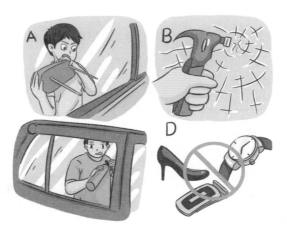

使用工具砸窗逃生

（5）等待时机

如果汽车门与窗均不能打开，且身边没有可以砸窗用的工具，这时尽量使头靠近车顶，获取一定的氧气，等待水从车缝中慢慢进入车内，等水充满车内时，内外的压力终于均等后再开车门。

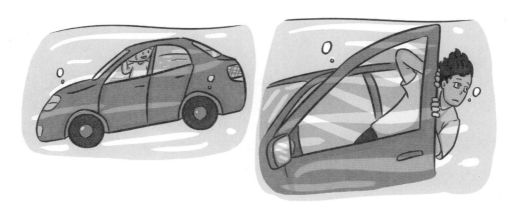

等水充满车内再打开车门

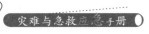

（6）逃离上岸

打开车门后，尽快远离汽车，游到水面，如果不知道向哪个方向游，那就寻找亮光，朝亮光处或是顺着气泡上升的方向游。同时，也要注意周围的环境，减少异物对您的伤害（下图 A）。

如果不会游泳，也要冷静，学会憋气，用嘴巴呼吸，用手用力划水，可以浮至水面。利用漂浮的原理进行自救，其中最省体力的方式是"水母漂"式，吸气后使身体平躺在水面上，等待救援（下图 B）。

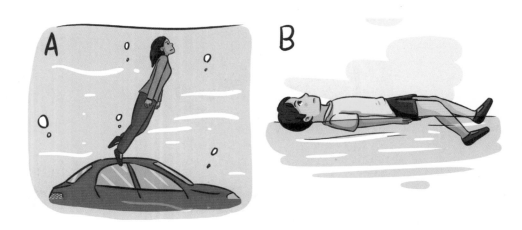

尽快游出水面，逃离上岸

以上技巧，我们希望大家永远也不会真正用上，但我们更应该在事故教训面前，多学习一些逃生自救的技能，以便在生死一线之间，为自己多留一条退路和生路。

广州医科大学第一附属医院急诊科　梁子敬

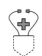

74

溺水后如何现场急救？

溺水已成为威胁人类尤其是青少年儿童生命安全的重大公共安全问题。根据世界卫生组织（WHO）的统计，全球每年约有 372 000 人死于淹溺，意味着每天每小时有 42 人因淹溺而丧失性命。在美国，每年有 4 000 人因淹溺死亡。发生率和死亡率最高的是 1～4 岁的儿童。据不完全统计，我国每年约有 57 000 人因淹溺死亡，在青少年意外伤害致死的事故中，淹溺事故则成为头号杀手。临床证明，第一目击者和专业急救人员迅速而有效的抢救可以改变预后。因此，对于发生溺水的个体，现场急救至关重要。对于心跳、呼吸停止的溺水者来说，现场心肺复苏（CPR）——同时进行口对口人工呼吸和胸外按压，是防止心跳和呼吸停止的溺水死亡的唯一方法，而并非急于送医院或控水，这是基于溺水的病理生理核心问题是窒息造成的缺氧，溺水者被救起后首要的就是恢复肺通气，纠正缺氧。所以，针对于一般性心搏骤停的单纯胸外按压（不要求口对口人工呼吸）不适合于溺水复苏。具体措施如下。

（1）早识别溺水个体、启动应急系统

1）出现下列征象时预示着溺水可能　如泳姿异常、拍水挣扎、头部在水中异常起伏或头面部朝下静息漂浮等。

2）启动应急系统　目击者首先立即通知附近救生员或拨打报警／急救

电话，组织现场人员开展救援。其次，评估现场安全，利用各种可能的手段帮助溺水者脱离水体。最后，提醒注意的是，江、河、湖、海及溪流等自然水体的水下情况十分复杂，施救者切勿因盲目下水导致不必要的伤亡。

（2）实施急救

将溺水者脱离水体以后，依不同情况正确实施急救。

对于清醒的溺水者，在脱离水体后需要监测患者病情，注意气道保护和保温。

对意识不清的溺水者，迅速判断其呼吸和循环征象（颈动脉搏动、肢体活动、发声等），如果没有呼吸或呼吸异常，应立即给予人工呼吸5次，然后实施胸外按压，直至溺水者恢复自主循环或者施救者体力耗尽或者专业人员到达现场，启动高级生命支持。

对于按压出现肋骨骨折或存在经胸按压心肺复苏禁忌时，可以使用腹部提压心肺复苏术。

高质量心肺复苏具体方法如下。

1）开放气道与人工通气

上岸后立即清理溺水者口鼻的泥沙和水草，用常规手法开放气道。不应为患者立即实施各种方法的控水措施，包括倒置躯体或海姆利希手法（Heimlich maneuver）。措施如下：放置溺水者为仰卧位，解开衣领，松解裤带，采用仰头抬颏法开放气道，用拇指、示指捏紧其鼻孔，防止漏气，急救者用口把溺水者的口完全罩住，呈密封状，缓慢将气吹入，每次吹气应持续1秒以上，

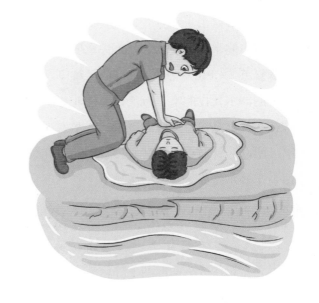

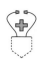

确保通气时溺水者胸部起伏，如此反复进行每分钟12次。

2）胸外心脏按压　按压部位在两乳头连线与胸骨正中交叉点处，即胸骨的上2/3与下1/3的交界处，操作者以一只手掌根置于按压部位，另一只手掌根叠放在其上，双手指紧扣，全部手指要脱离胸壁，身体稍前倾，使腕、肘、肩在同一轴线上，与溺水者身体平面垂直，用上半身力量下压，按压深度成人不少于5厘米，但不超过6厘米（儿童大约5厘米，婴儿4厘米）。每次按压后胸廓完全回复，但放松时掌跟不离开胸壁。成人每分钟100～120次，心脏按压与人工通气比例为30：2。

需要特别强调的是，溺水急救不仅不能控水，而是严格禁止任何形式的控水。原因包括：控水耽误恢复通气的时间，急救关键是第一时间恢复通气，改善窒息缺氧；控水增加呕吐物吸入机会，有可能导致二次窒息；控水还有加重头颈部损伤的风险。

施救者终止CPR的指征包括：①溺水者心跳、呼吸恢复。②专业医疗救护到达并承接继续急救。③基于溺水者的特点，如溺水者通常是年青人，生命力旺盛，复苏机会更高；或者溺水水温往往低于环境气温，低温可降低溺水者的代谢率，增加脑、心脏等组织缺氧的耐受力等特点，所以，溺水者复苏时间窗口要长于普通的心搏骤停患者，一般至少30分钟。

首都医科大学附属北京安贞医院急诊危重中心

米玉红

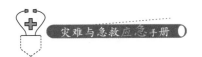
15 下水抢救溺水者时的原则是什么?

发现溺水者时,施救者首先要确保自身安全。不识水性的施救者,应避免进入水体。研究表明,施救者溺水事件发生率达 6.2%。安全的施救方式不仅提高施救成功率与患者存活率,而且降低自身溺水的风险。

具备下列基本素质时才具有了施救者的前提条件:①要能在适当的时间内完成一定水中距离,约 15 分钟至少能游完 400 米。②至少要掌握竞技游泳 4 种姿势仰、蛙、蝶、自由泳中的 3 种,其中包括蛙泳。③还要掌握侧泳、翻手,从水面潜入水下和踩水等实用游泳技术。④掌握自救方法及水中的解脱方法。

依施救者是否利用救生器材去救人,分为直接救护技术和间接救护技术。

(1) 直接救护技术

直接救护是不借助任何救生器材,徒手对溺水者施救的一种技术。直接救护技术大致可分为入水前的观察、入水、游近溺水者、水中解脱溺者、拖带、上岸、岸上急救等过程。当发现溺水者,立刻迅速扫视水域,判断溺水者与自己的距离方位,在江河湖海中还要注意水流方向、水面宽窄、水底性质等因素。救护者要遵循入水后尽快游近溺水者进行施救的原则,选择好入水地点,入水要保证安全、迅速,注意观察目标。在入水后迅速靠拢和控制溺水者并做好拖带准备。一般采用速度较快的抬头爬泳,亦可采用头不入水的蛙泳,以便观察溺水者。离溺水者

2～3 米处时，潜入水中将他转至背向自己，然后进行拖带，警惕溺水者拍打水体或牵拽造成双方溺水。

（2）间接救护技术

间接救护技术是救护者利用救生器材，对较清醒的溺水者施救的一种技术。下面介绍几种常用的救护器材和使用方法。

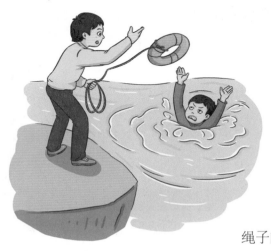

救生圈：可在上面系一条绳子，当发现溺水者时，可掷给溺水者；如果在江、河等流水中，就向溺水者的上游掷去，溺水者得到救生圈后，将其拖至岸边。

竹竿：溺水者离岸（船）较近时，可用竹竿拖至岸边。

绳子：在绳索的一头系一漂浮物，将绳子盘成圆形，救护者握住绳子的一端，然后将盘起来的绳子掷在溺水者的前方，使溺水者握住绳子上岸。

在没有其他救护器材的情况下，木板也可作为救护器材，将木板掷给溺水者，亦可扶木板向溺水者，然后将溺水者拖带上岸。

北京安贞医院　杨赓 米玉红

76

溺水时如何自救?

首先弄清意外落水原因，保持镇静，不要惊慌，借助自然救生器材如树枝、木板等自救，尽快呼救或等待救援。

（1）自己不会游泳时的自救

保持冷静。落水后不要心慌意乱，一定要保持头脑清醒。不要做一些无用的动作来消耗体力，防止体温下降，否则会引起昏迷甚至溺死。冷静地采取头顶向后，口向上方的姿势，将口鼻露出水面，尽可能使身体浮于水面，以等待他人急救。

对于穿着衣服，意外落水的状况，一般原则是要穿着衣服，但在水温较高或游动时有妨碍时，应该脱掉。尼龙、衬衣、夹克衫等布料细密的衣服可防水，可把裤腿塞进鞋，衬衣、外衣尽量塞进裤子，避免水的循环，这样可对身体起保温作用，若长时间浸泡在水中可起隔离身体的作用，这一点在天冷时尤为重要。相反，一些羊毛织品容易吸水，会越来越重，应该脱掉。

（2）会游泳者的自救

在不小心溺水的时候，身体各部分肌肉都可能发生"抽筋"，经常发生的部位有小腿、大腿、手指、脚趾和胃部。通常是因为身体过于紧张疲劳、动作不协调、或突遇寒冷的刺激、水温过低等造成。发生"抽筋"时，必须保持镇定，不要惊慌，对于身体不同部位的抽筋，采取不同的应对方法。

手指：将手握拳，然后用力张开，这样迅速反复做几次，直到"抽筋"消除为止。如手腕肌肉抽筋，自己可将手指上下屈伸，用两足拍水保持仰面位。

小腿腓肠肌或脚趾：先吸一口气浮在水上，或把脸浸入水中，将痉挛（抽筋）下肢的拇趾用力向前上方拉，使拇趾翘起来，持续用力，直到剧痛消失，抽筋自然也就停止。

大腿：采用拉长肌肉的方法解救或用同侧的手掌压在"抽筋"肢体的膝盖上，帮助"抽筋"腿伸直。

必要时可自己将身体抱成一团，浮上水面缓解疼痛与疲劳。一次发作之后，同一部位可以再次抽筋，所以对疼痛处要充分按摩，之后慢慢向岸上游去，上岸后最好再按摩和热敷患处。

（3）其他自救策略

①运用踩水技术，使头部露出水面，观察四周情况与水流方向。②如果距岸较近自己有能力游到时，应顺着水流方向，快速游进，就近上岸。③距岸较远时，如果船翻了但停留在水面时，就抓住它，但如果船开始下沉，就尽快离开，以免被船下沉时的空气涡流困扰。④双手抓住水面上的漂浮物，如瓶子、桶、木板、塑料泡沫等。⑤尽量使身体保持在水面，采用最省力的泳姿如反蛙泳、仰泳、侧泳等慢游，如果是流动水，应顺水流方向游进，必要时，变换姿势，借以调整。

北京安贞医院　杨赓 米玉红

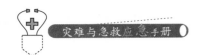

11
轮船遇险，我们如何自救？

2015年6月1日，隶属于重庆东方轮船公司的东方之星轮，在从南京驶往重庆途中遇见罕见强对流天气，在长江中游湖北监利水域沉没。最后，经各方反复核实确认，客轮上共有454人，其中成功获救12人，遇难442人。

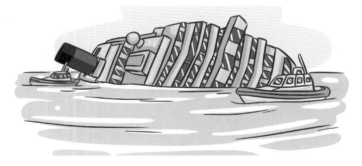

东方之星沉船事故

悲剧已经发生了，天灾人祸不是我们所能控制，悲痛之余我们只能痛定思痛。但这件事故也给我们敲响警钟：轮船在海上遇难，必须采取适当方法，第一时间进行自救！

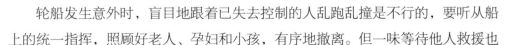
（1）保持镇定，听从指挥

轮船发生意外时，盲目地跟着已失去控制的人乱跑乱撞是不行的，要听从船上的统一指挥，照顾好老人、孕妇和小孩，有序地撤离。但一味等待他人救援也会贻误逃生时机，在场面已经失控没有统一指挥的时候，更要保持镇定，自己积极采取措施逃生自救。

所以，平时在上船时需要留意逃生通道的示意图，了解消防救生设施和物品的放置，学习救生筏及救生衣的使用。有学习逃生知识，参与自救演练非常重要，在真正遇险时能够做到从容应对，缩短惊慌时间，延长自救时间，规划好逃生的路线。

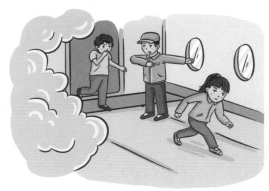

保持镇定，听从指挥

（2）判断形势，机智逃生

一般情况下，大型船只在遇险时，通常不会马上沉没，最初的 1 到 2 小时是逃生的关键。要冷静观察，对当时形势作出判断，选择合适的方式逃生自救。

两船撞击：迅速离开碰撞处，避免被挤压受伤；就近拉住固定物，防止摔伤；紧急时可弃船而逃。

轮船起火：向上风向有序撤离；撤离时用湿毛巾捂住口鼻，尽量弯腰，快速跑离火区；被火围困人员应迅速往主甲板、露天甲板疏散；借助救生器材向水中、救援船或岸上逃生。

轮船沉没慢：切忌在船舱内乱跑，听从工作人员指挥，齐心协力参与救援；尽量收集救生物品，比如信号灯、纯净水和急救工具箱等；迅速往甲板集中，借助救生筏、救生艇帮助逃生；站在船身高处，呼叫救援。

轮船沉没快：听到沉船警报号（1分钟连续鸣7次短声1次长声），想办法尽快弃船逃生；如未携带救生设备，入水后迅速寻找救生衣、救生圈等。

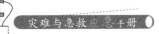
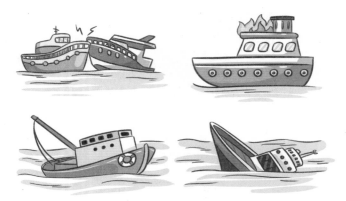

判断形势，机智逃生

（3）做好准备，安全弃船

弃船逃生，关键是要冷静，在尽可能短的时间内做好心理及救生物品的准备，从而有序撤离。

正确逃生：穿好救生衣或找到救生圈；根据疏散图示方向离船，在舱内可利用内外梯道，在舱外可利用尾舱通往上甲板。

救生艇筏：救生筏在船左右两舷，在海上可暴露漂浮 30 天；将打火机、火柴和指南针等装入塑料袋中，避免打湿；久坐救生筏要活动关节，注意保暖。

在跳船前：船只左右倾斜时，从船首或船尾跳；水面高度小于 5 米，避开水

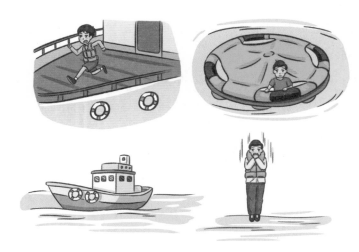

做好准备，安全弃船

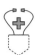

面上漂浮物，尽量迎风向远处跳；尽快远离出事船只，避免卷入漩涡。

在跳船时：两肘紧贴身体，双手捂住口鼻，双腿并拢伸直，脚先下水；深吸一口气，保持镇静，紧闭憋住气；在水中，仰起头使身体倾斜，借助救生衣浮在水面。

（4）水中自救，呼叫救援

人员万一落水了，有可能长时间在冰冷的海水中浸泡，会引起低温症，这也是海上遇难导致死亡的主要原因。因此，在救援人员到来前，需要进行自救，要注意做到以下几点。

①水中自救：抓住漂浮物；尽快游离出事轮船；减少活动，减少体温流失。②"HELP"姿势：双脚并拢屈到胸前，双肘紧贴身旁，两臂交叉放在救生衣上，使头颈露出水面。③"HUDDLE"姿势：如果几个人在一起，可以挽起胳膊，身体挤靠一起保持体温。④发出求救信号：用手机拨打求助电话，中国12395；用反射镜或手电不停照射；发射信号导弹或燃烧衣物。

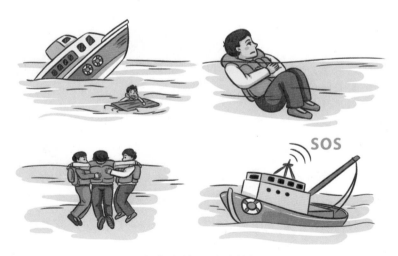

水中自救，呼叫救援

一旦在海上遇到险情，以上这些基本的水上自救、逃生方法，或许在关键时刻能够帮助我们渡过险关，救人一命。

广州医科大学第一附属医院急诊科　梁子敬

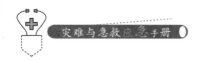
78

什么是核污染?

核污染主要指核物质泄漏后的遗留物对环境的破坏,包括核辐射、原子尘埃等本身引起的污染,还有这些物质对环境的污染后带来的次生污染,比如被核物质污染的水源对人畜的伤害。

核污染有核武器实验、使用,核电站泄漏,工业或医疗上使用的核物质丢失等。原子弹是核武器的一种应用,二战后期,为了促使日本投降,美国在日本广岛、长崎投放两颗原子弹,原子弹爆炸后的强烈光波,使成千上万人双目失明;6千多度的高温,把一切都化为灰烬;放射雨使一些人在之后20年中缓慢地走向死亡;冲击波形成的狂风,又把所有的建筑物摧毁殆尽。切尔诺贝利事故是历史上最严重的核电站泄漏事故,1986年4月26日,前苏联乌克兰境内切尔诺贝利核电厂的第四号反应堆发生爆炸,大量高能辐射物质释放到大气层随大气扩散,造成大范围的污染。该事故是历史上最严重的核电站事故,也是首例被国际核事件分级表评为第七级事件的特大事故。核物质还大量被应用在医疗诊断和治疗上,如CT、X射线片、放射治疗等,在工业上,核物质被用来育种、探伤等,此类核物质的丢失或处理不当,会使得民众暴露在核污染的风险中。国内发生过多起放射源丢失事件,2005年,黑龙江哈尔滨市居民在垃圾堆捡到强辐射源铱并带回家中,造成18户居民受到辐射。

电离辐射作用于人体后,其能量传递给机体的分子、细胞、组织和器官所造成的形态和功能的后果，称为辐射生物效应。在较大剂量的辐射全身照射后，机体的几乎所有系统、器官和组织均可发生形态和功能的改变，从而导致有害的健康后果。一定量的核物质既可附着在皮肤、衣服上，对人体造成外照射损伤，也可以经呼吸道、胃肠道、皮肤和伤口进入体内造成内照射损伤。人体一次或短时间（数日）内受到大剂量照射引起的全身性疾病称为外照射急性放射病，人员在严重污染区停留，受到 γ 射线外照射剂量 >1 戈瑞时，可引起外照射急性放射病。临床上根据其受照射剂量大小、临床特点和基本病理改变，分为骨髓型急性放射病、肠型急性放射病、脑型急性放射病 3 种类型。轻、中度骨髓型急性放射病可通过治疗干预，重、极重度骨髓型急性放射病和肠型急性放射病、脑型急性放射病均在几天或几周内死亡。

天津大学灾难医学研究院　侯世科

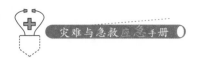

79

如何防范放射性物质污染？

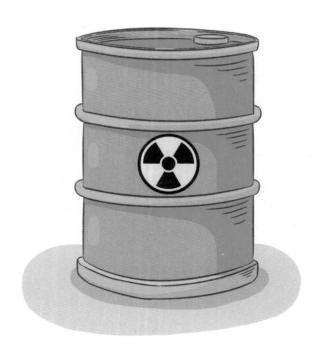

核事故发生后，放射性物质释放到大气、水源或进入体内对人体产生损伤，导致急性或慢性放射病，因此，需采取相应的应急防护措施应对放射性物质污染。应急防护措施可分为紧急防护措施和长期防护措施。紧急防护措施包括隐蔽、服用稳定性碘、撤离、控制出入、人员体表去污、更换防护服及穿防护服等。长期防护措施包括临时性避迁、永久性重新定居、控制食品和饮用水，以及消除建筑物和地表污染等。

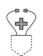

（1）隐蔽

早期停留于室内是一种简单、有效的措施，可明显降低全身及皮肤外照射剂量。当人们受放射性烟云照射时，隐蔽在室内可将外照射剂量减少 50%～90%，这要视建筑物的类型和结构而定。

（2）个人防护

空气中有放射性核素污染的情况下，可用简易方法进行呼吸道防护，例如用手帕、毛巾、纸等捂住口鼻，体表防护可用日常服装，包括帽子、头巾、雨衣、手套和靴子等。

（3）服用稳定性碘

^{131}I 是核泄漏散发出的主要放射性物质之一，在体内分布主要蓄积于甲状腺，可引发甲状腺功能减退或甲状腺癌等。当事故已经或可能导致碘放射性同位素释放的情况下，按照辐射防护原则及管理程序，及时组织有关工作人员和公众服用稳定性碘，减少甲状腺的受照剂量。碘化钾（KI）或碘酸钾（KIO_3）可以减少放射性碘同位素进入甲状腺。成人一次服用 100 毫克碘（相当于 130 毫克 KI 或 170 毫克 KIO_3），一般在 5～30 分钟内就可阻止甲状腺对放射性碘的吸收。

（4）撤离

组织受影响地区居民向安全地区撤离是最有效的防护对策，可使人们避免或减少受到来自各种途径的照射。

（5）避迁

根据受污染地区实际情况，组织居民从受污染地区临时迁出或永久迁出，异地安置，减少或避免地面放射性沉积物的长期照射。

（6）控制食物和水，使用贮存的粮食和饲料

放射性核素释放到环境时，会直接或间接地转移到食物和水中。受污染的食物（牛奶、水果、蔬菜、谷类等），可采用加工、洗消、去皮等方法除污染，也可在低温下保存，使短寿命的放射性核素自行衰变，以达到可食用的水平。

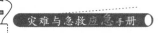

（7）控制出入

采取此对策可减少放射性核素由污染区向外扩散，并避免进入污染区而受照射。

（8）人员除污染

对已受到或可疑受到污染的人员应尽快进行除污。可采用水淋浴的方法去污，受污染的衣服、鞋、帽子等衣物要由专门的人员监测和处理。避免因人员除污染而延误撤离或避迁，同时也应尽可能防止将放射性污染扩散到未受污染的地区。

天津大学灾难医学研究院 侯世科 路倩颖

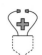

80

遭遇枪击事件，如何逃生？

2007 年 4 月 16 日，在美国弗吉尼亚理工学院暨州立大学的校园里发生了一场震惊世界的校园枪击案，共造成 33 人死亡（包括凶手），23 人受伤。这是美国迄今为止死亡人数最多的校园枪击案，也是美国历史上死亡人数第二多的枪击事件。

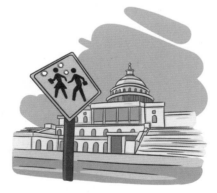

校园枪击案——美国弗吉尼亚理工学院暨州立大学

在和平年代，神圣纯洁的象牙塔，平常上学的一天，却有可能成为与亲人朋友没有道别的永远再见。这种残酷，在世界各地的校园里，隔一段时间就会发生，这种悲剧让人感觉喘不过气！

因此，无论我们身处何方，当遇到枪击案时，学会保护自己是很有必要的。一定要记住三点：逃（Run），藏（Hide），抗（Fight）！

（1）第一选择，逃离凶手

对于突发的枪击案，安全总是第一位的，我们需要做的是迅速离开案发现场，远离枪手，就有逃生的希望。

①如果有疏散通道，尝试撤离该场所。②果断撤离，不必征求他人同意。③不要顾着钱包、行李或者其他值钱的东西，没有什么比生命更重要。④在可能的情况下，拉上同伴一起逃。⑤阻止他人进入枪手可能出没的区域。⑥脱离险境后，立即报警。

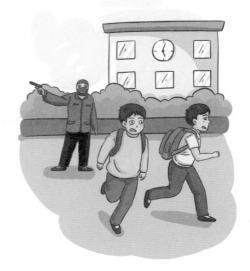

第一选择，逃离凶手

（2）第二选择，隐藏自己

如果实在来不及逃生，请立即躲藏，在警方到达前为自己争取更多的时间。

①切记把房门锁上，并尽可能快堆积上家具或者办公用具，封锁住门。②关灯，尽量躲开枪手注意。③保持安静，关闭手机铃声。④隐藏在大型物体后面，如墙体、立柱、大树干及汽车前部发动机等。⑤如果有能力，可顺路为凶手设置路障。⑥在多人情况下，可分工合作，一边隐藏，一边报警求救。

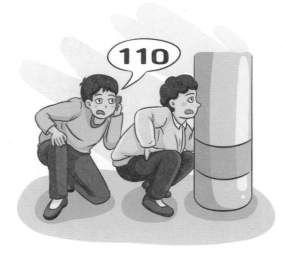

第二选择，隐藏自己

（3）最差选择，拼死抵抗

如果办法都尝试了，无处可躲，没有任何逃生希望的情况下，只能鼓起勇气主动出击，拼死抵抗，挽救自己的生命了。

①在与枪手进行正面对抗前，最好能手上准备好具有攻击性的工具。②对枪手脆弱部位进行攻击，比如眼睛、脖子和下体等部位。③叫喊、投掷物品并坚持自己的行动。④不要试图跟枪手讲道理或者求饶，一般都是无济于事。⑤如果选择进行搏斗，就别停下，犹豫跟恐惧会害了自己。⑥众人合作，同时发起进攻，勇敢搏斗。

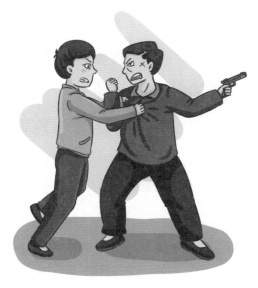

最差选择，拼死抵抗

面对突发的枪击案，试着了解所处的环境，永远要采取最好的方案。记得，只有这3种情况能在最大限度上保住您的性命：逃离、躲藏、抵抗！

广州医科大学第一附属医院急诊科　梁子敬

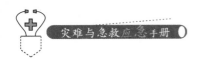
81

突遇爆炸事件，如何应对？

　　爆炸是一种极为迅速的物理或化学能量释放的过程。在此过程中，空间内的物质以极快的速度把其内部所含有的能量释放出来，转变成机械功、光和热等能量形态。爆炸一旦失控，就会引发爆炸事故，产生巨大的破坏作用。烟花爆竹、家用电器、瓦斯、手机等爆炸时常发生，不仅如此，近年来恐怖分子制造的公众爆炸事故严重危害社会安定和人们的生命财产安全，因此，应对突发爆炸时，沉着冷静可帮助我们减少伤害。

（1）寻找掩体

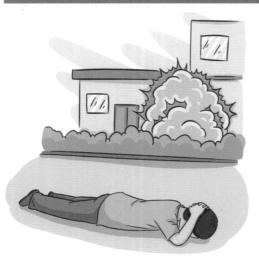

　　当爆炸发生时，首先要快速地寻找掩体，就近寻找遮挡物保护住身体的重要部位及器官，比如坚固的建筑物，但注意别躲在汽车后面及不够坚固的楼房后面，以防被冲击波吹飞的汽车或者楼房碎片击中。

（2）迅速趴下

如果爆炸现场发生在较近的地方，应迅速趴下，脚朝炸点方向，同时一手枕在额前，一手护住后脑勺。

（3）立刻冷静

如果住所附近附近发生爆炸，那么则待在室内不要慌乱，在确认不会出现二次爆炸的情况下再选择时机出门。寻找离得最近的安全出口，逃生过程中要时刻观察周围环境，避免逃生中产生混乱、拥挤阻塞逃生通道。

（4）听从指挥

如果现场还存在着有害气体／物体污染的危险，则应该听从现场救援人员的安排指挥，向上风向安全地点进行逃生撤离。要尽力先疏散老人、妇女、儿童，保障逃生通道顺畅，不要因为拥挤造成逃生通道阻塞或发生踩踏事件。

（5）迅速撤离

保持镇静，尽快撤离，不要因顾及贵重物品而浪费逃生时间。在没有火灾的情况下不必惊慌，熄灭明火，赶紧撤离到户外，远离现场危险地带，避免进入有易燃易爆品的危险地点。不要好奇围观爆炸现场，可能会发生二次爆炸。如遇火灾，应用毛巾捂住口鼻，放低身体，尽快离开事发区域。若导致衣物着火，一时难以脱下，应迅速滚动灭火或用水、潮湿物品扑灭火焰，不可惊慌乱跑，以免风助火势。

（6）快速呼救

拨打110、119、"120"向公安、消防及医疗机构求救，有能力的人员应协助警方和医务人员抢救伤员，就地取材，进行止血、包扎、固定，必要时进行心肺复苏和人工呼吸。

当面临意外的灾难时，只有沉着应对，采取科学有效的自救、互救措施，才能将灾害造成的人身、财产损伤降到最低。

天津大学灾难医学研究院　侯世科

82

火灾现场如何进行自救？

古籍云：火，毁也。如何在火灾中将损失降到最低？跑就完事了吗?

（1）防患为然，谨慎不"翻车"

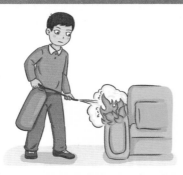

生活中，按规范设计制造的建筑物，都会有两条以上逃生楼梯、通道或安全出口，同时会有相应的报警、消防措施如烟火报警器、简易消防栓、灭火器、消防锤等。在不熟悉的公共场合，提前了解这些"救命"措施，才能在意外到来的生死一刻减少迷茫，加快速度。

（2）沉着冷静，"小妖"莫作怪

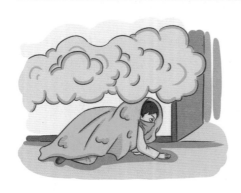

当火灾发生时，紧张出汗、心跳加速是正常的，但如果不判断火灾的风险、考虑逃生路线，只知道扭头"跑就完事了"，那离凉凉也就不远了。在火势尚可控制的阶段，正确处理不仅可以保护自己，也可保护他人。天然气失火迅速切断气源、油锅起火盖紧锅盖、电器起火尽快切断电源、酒精起火用细沙或是抹布铺盖等方式都可将火灾控制在早期阶段，阻止火灾蔓延。

（3）思路清晰，尽快报警

在挽救可控制的火势、或发现无法控制的大火时，及时报警是减少损失保障安全最简单而有效的方式。报警包括警示附近的人及时疏散或加入灭火及拨打火警电话。在拨打火警电话时应注意：①要沉着冷静，向接警中心讲清失火单位的名称、地址、什么东西着火、火势大小及着火的范围。同时还要注意听清对方提出的问题，以便正确回答。②把自己的电话号码和姓

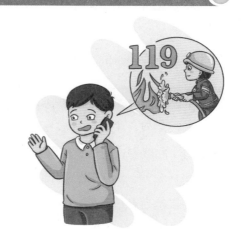

名告诉对方以便联系。③打完电话后，立即到交叉路口等候消防车的到来，并引导消防车。④迅速疏通车道，使消防车到火场后能立即进入最佳位置灭火救援。⑤如果发生了新的变化，要及时报告。⑥牢记119火警电话。

（4）避火逃生，及时求救

若熟睡中起火，应尽快逃生，而不应追求形象端庄不顾性命，开房间门前可用手试探温度，高温提示可能门外起火，开门可能导致火势爆入门内，这时应退回房间内，从窗户呼救。夜晚可以用手电，白天可用颜色鲜艳的布条等发出信号，同时积极制造避难所，用湿布或毯子盖住门防止烟、火透入，争取时间。若所处楼层较低可以向楼下抛掷松软物品后打开大雨伞跳下或徒手扒窗台跳下。高楼内遇火灾时应尽量下楼，但若火势由下向上蔓延无法通过则应向上逃离避火，沿途关闭所有的门阻止火势蔓延。公共场合起火则应避免置身于狭小闭塞空间及来回走动，迅速沿安全通道逃生是为上策。

（5）科学防烟，辨明方向

浓烟蔓延速度是人奔跑速度的3～4倍，它不仅导致视物模糊，大量高温有毒气体的吸入会导致极速出现的中毒表现、窒息及延迟出现的肺部水肿、炎症反

应乃至纤维化，都有着致命危险。在火场中逃生前应当对路线提前进行规划并有替代方案，合理利用现场物品，如用水甚至尿液浸湿的毯子、被子裹身；用湿毛巾折叠 8 层可减少 60% 的烟雾吸入，而 16 层则可减少 90% 的烟雾吸入；烟雾密度低于空气，多在上层，匍匐或尽量放低体位可以有效减少吸入；这些措施都可以为逃生争取到时间。

（6）不贪财，不入险，不弃希望

大灾面前，生命应该放在第一位，留得青山在不怕没柴烧，不要当"人为财死"的反面典型；此外，应明确一些看似安全实则"危机四伏"的区域，如电梯、小房间、床下、厕所等，明确方向尽快逃出才是上策；最后，不论情势如何，永远不要自暴自弃放弃希望，冷静思考充分利用身边的物品创造求生条件，即使浓烟袭来意识不清，也要尽量让自己滚动到墙边或窗边，方便被寻找，也避免被砸中。当身上起火，不要着急奔跑，气流会带动火焰更快将您包裹，应该立即入水或倒地翻滚，也可以撕开衣服防止烧伤身体。

（7）科学互救，携手平安归来

大灾面前人人平等，遇到昏迷伤员如有可能应尽量挽救，尽快脱离火场至通风地带，保持呼吸道通畅，尽快就医；对于烧伤者较小的可用冷水冲洗 30 ～ 40 分钟，较大者应尽量保护创面、轻去衣物、尽快就医。即使无条件挽救伤者，也应带其至相对安全地带，逃出火场后向消防员求救，说明位置。

武汉大学人民医院　徐桥 余追

83

火灾发生时，身处高楼如何逃生自救？

2001 年 9 月 11 日，美国遭遇迄今为止人类历史上最为惨重的恐怖袭击。著名的世界贸易中心大厦在熊熊大火下轰然倒塌，更出现近 3 000 名遇难者绝望地困死于大厦中。正是因为高楼结构复杂、人员密集，一旦失火难以控制和逃离。如今城市高楼林立，又存在各种消防隐患等不确定因素，所以我们更应该了解身处高楼时的火灾逃生技巧，也许在将来的某个时刻会成为一根救命稻草吧。

911 事件即便过去近 20 年，它给人们带来的伤痛仍无法抹去。在救援过程中，因世贸大厦南塔和北塔倒塌，最终导致包含 343 名消防员在内，共有 3 025 人丧生。不幸中的万幸，有 20 余人，分成 3 组，顺着南塔浓烟滚滚的楼道，向下逃生，最终有 17 人平安到达地面。他们无疑在生死攸关的时刻，做出了正确判断，冷静地实施自救计划，从死神手中侥幸躲过一劫。

在后来的采访中，发现 3 组人都是选择从 84 楼走 A 楼道下到底层这一条逃生路线，尽管当时楼道内一片漆黑，烟味呛鼻，还有倒塌下来将楼梯堵塞的墙面。在逃生过程中，他们遇到不少向上逃的人们。人们善意地提醒他们："千万不要下楼了，底下全是浓烟和烈火，唯有向上爬才有生路。"但他们没有犹豫，选择一刻不停向下跑，最终幸运地顺利逃出。

之所以说幸运，因为高层建筑发生火灾时，客观条件颇为复杂，所有人都是局内人，没有人能瞬间掌握全局。自己所困的位置、火灾发生的楼层、火势多大、

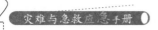

面积多大、楼道里的烟雾情况等，这些现实的因素都是影响火灾逃生的关键。

在高层建筑发生火灾时能顺利逃生，绝对不是靠火灾发生时的灵光乍现的想法。当您处在陌生的环境时应处处留心疏散通道、安全出口及楼梯方位等，以便关键时候能尽快逃离现场。

逃离火灾最重要的一点是要保持镇静，以便选择正确的逃生方式和逃生方向。当发生火灾时，如果发现较早，火势尚未发展成形，可以利用周围的消防器材迅速灭火，将危害和损失降到最低程度。如果发现时火灾已成形，遇见大量明火和烟雾时，先要强令自己保持镇静，迅速判断危险地点和安全地点，决定逃生的办法。

如果发现火灾尚未将消防通道封死，烟雾和火焰还在可忍受程度，也不要只身勇闯火海，一定要有简易防护，可采用湿毛巾、口罩蒙鼻，向头部、身上浇冷水或用湿毛巾、湿棉被、湿毯子等将头、身裹好，再冲出去。由于烟气较空气轻而飘于上空，贴近地面的空气毒性较小，所以匍匐撤离是最佳方法。由于匍匐前进会影响逃离速度，所以在烟雾较小时可以弯腰躬身快速撤离。需要注意的是一定不要乘坐电梯逃生，普通电梯受高温高热影响，或停电停运，或着火燃烧，非常危险。

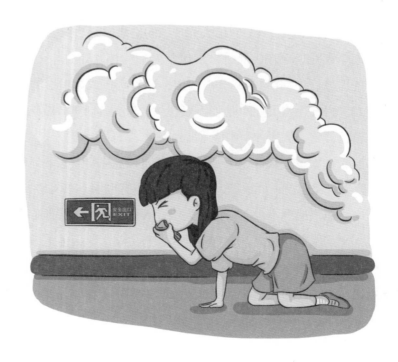

一旦发现整个楼道里全是浓烟，根本分不清东西南北，着火点以下楼层完全被封，向下逃生危险性较大时，要考虑往上逃到较为安全的楼层，或者原地等待救援。这时可紧闭房门减少烟气、火焰进入，并用水浇湿房门，用湿毛巾堵塞缝隙防止烟火渗入，固守在房内，直到救援人员到达。一定不要钻床底、衣橱、阁楼，这些都是火灾现场中最危险且又不易被消防人员发觉的位置。同时不要盲目跳楼，高层火灾跳楼者的生存概率极小。可以躲在窗户下或阳台避烟，白天可以向窗外晃动鲜艳衣物，晚上可以用手电筒不停地在窗口闪动，确保救援人员能及时发现自己。

　　如果火已上身，切勿因灼热造成惊慌，千万不可通过跑动或用手拍打，因为奔跑或拍打时会形成风势，加速氧气的补充，促旺火势。当身上衣服着火时，应赶紧设法脱掉衣服或就地打滚，压灭火苗；能及时让人向自己身上泼水则更能减小烧伤概率。

　　在火场中，人的生命是最重要的，切不可顾及贵重物品，而把宝贵的逃生时间浪费在穿衣或寻找、搬离贵重物品上。如果已顺利逃离火场，切莫抱有侥幸心态重返火场，置自己于危险之中。最后到了安全地带应尽快联系当地火警，拨打119电话，尽快消除火灾，将损失降到最低。尽管我们需要学习一些逃生的知识，以备不时之需，但我希望永远用不到这些技巧。

解放军总医院第八医学中心　张玉想

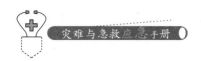
84

生活中需警惕哪些易燃易爆品?

俗话说"水火无情",在日常生活中我们经常会接触到一些易燃易爆品,由于使用或管理存放不当,可能会引发安全事故,本文就我们日常生活中常见的易燃易爆品及其安全应用与防护进行论述。

煤气和天然气作为一种新型能源在家庭中广泛应用,由此导致的事故也时有发生,因此威胁人民的生命财产安全。气体泄漏是事故发生的前提和基础,我们知道天然气胶管一般使用期为18个月,质量不合格者使用寿命更短,因此家庭中尽量金属软管替换胶管,并定期检查管路老化情况;部分燃气泄漏是由于燃气灶具的漏气引起,老式燃气灶具不具有熄火防漏气功能,家庭中燃气灶具应当定期检查,对老化、故障者及时维修或更换;燃气管路布线也是不容忽视的,灶具不要紧挨着天然气管道,要尽可能保持一段距离,谨防火苗烧着管道,另外燃气管路尽量远离易燃品或大功率电器,燃气的阀门一定要醒目并且安装在方便操作的地方。在应用煤气罐家庭,发生泄漏、爆炸的风险更高,因为罐体意外受热后,罐内气体迅速膨胀,罐内压力过大产生爆炸。罐内气体超

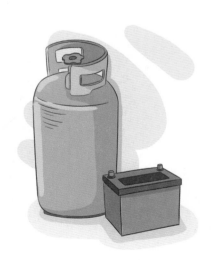

量充灌时，上述爆炸风险将会明显增加；超期"服役"、缺乏保养和维修的煤气罐，质量无法得到保证，在遇高温、挤压、碰撞时更易发生泄漏或爆炸。因此，使用正规厂家生产的合格煤气罐、定期检查和维护、拒绝超期"服役"、避免错误使用等措施，可有效防范煤气罐爆炸。平时要养成良好的用气习惯，先关灶上阀门，再关家中阀门。一旦发现燃气泄漏，立即关闭总阀门，对临近电器进行断电，避免接触一切火源，及时通风。

家庭充电设备：如手机电池，电动车电池等。最近手机电池爆炸的事件时有发生，手机在充电状态下长时间通话，或玩一些大型手机游戏等，容易让手机发热明显增加，都大大增加了手机电池爆炸的风险，因此在手机充电时，不易长时间通话，或玩一些大型手机游戏。同时手机充电时不要放置于易燃品上，不要让电池长时间处于过度充电状态。电动车电池充电着火已经不是少数事件了，其原因主要有以下方面：有些用户多在晚上进行充电，一直充到第二天早晨上班为止，甚至更长时间，长期过度充电会降低电池的性能，增加电池故障的发生率；多数用户有随车携带电池充电器的习惯，长期的颠簸容易导致电池充电器的线路和元件开焊，进而在充电过程中导致短路、起火；使用不匹配的电动车电池充电器，因其功率过大，也可能会导致起火；充电过程中，充电器或电池意外受雨淋等因素进水，导致线路短路也是发生事故的主要原因之一。

油锅起火。主要是油锅太热导致锅内油着火，如果处理不当极易引起厨房其他易燃品或电器的起火甚至爆炸；另外家庭中大量存放的高度白酒、书籍、衣物棉被等都是易燃品，在存放时，应当远离火源或大功率家用电器。避免一旦起火，成为助燃物，加重火势造成更大的损失。

山东大学齐鲁医院　于光彩　菅向东

85

家里突然起火怎么办?

家庭中突然起火了,首先要做到不要慌乱,保持头脑清醒,遵循"先人后物"的原则,不要因顾及财物,错失了逃生的机会。我们需要初步评估起火原因、火势大小及火势蔓延情况,如在火灾初起阶段,燃烧面积不大,火焰不高,辐射热不强,火势发展较慢,可尝试灭火自救。如果火势较强,就要设法逃生,保护生命,并及时报警,报警时要讲清着火点的具体位置,说明着火物质,火势大小,报警后安排人在路口等候消防车,为消防车引路。

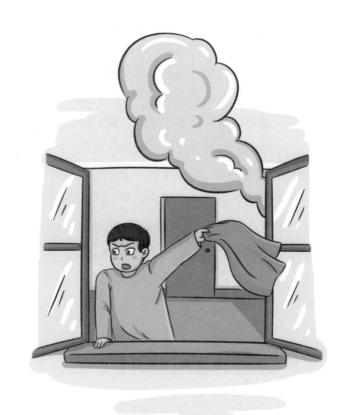

应根据起火物的不同，采取相应的初步自救措施，如家用电器起火，要先切断电源，再用干粉或气体灭火器灭火，一定不能在断电之前去灭火，更不能用水等导电的东西去灭火，以防触电或电器爆炸伤人；油锅起火千万不要用水，应关闭炉灶燃气阀门，直接盖上锅盖或用湿抹布覆盖，还可向锅内放入切好的蔬菜冷却灭火；天燃气起火应先用灭火器扑灭火，然后关掉阀门，以免回流爆炸；房间内起火，不要轻易打开窗户，以免空气进入使火势增大。

一旦发现无法扑灭的火情，要立即逃生，逃生时可用湿毛巾捂住口鼻，贴近地面弯腰或匍匐前行。烟雾温度高、成分复杂、毒性较大，一旦吸入极易引起呼吸系统灼伤及烟雾吸入性中毒。湿毛巾捂住口鼻可以起到降低温度和过滤空气的作用。逃生时可用浸泡过水的棉被裹在身上，一旦观察好逃生路线，尽快冲到安全区域。一旦被火困在房间，切勿惊慌乱窜，可在阳台、窗口向外大声呼救，白天可挥舞鲜艳条布发出求救信号，晚上可挥动手电筒吸引救援人员注意。被困者可考虑救生绳或床单、被罩及窗帘撕剪成条并拧成麻花状，一端固定在牢固的物件上，另一端抛向地面，然后顺绳滑下。在万不得已的情况下低层住户也可采用跳楼方式逃生，首先选择较低平的地面做落脚点，将床垫、棉被等抛下作为缓冲物。卫生间可作为无路可逃时的避难所，可用湿毛巾塞紧门缝，打开水管，把水引到地面上降温，也可以躺在放满水的浴缸里躲避，尽量争取逃生救援时间。

已经逃出火灾现场者，及时转移至火场上风口等安全位置，躲避火焰和烟气，并及时准确向救援人员提供火灾现场内部的相关信息以协助急救。

山东大学齐鲁医院　于光彩　菅向东

86

遭遇火情怎么办？

烈火无情，烧毁财物，夺走生命。点火源是指能够使可燃物与助燃物发生燃烧反应的能量来源。常见的火源主要有8种：明火、高温物体、电热能、化学热能、机械热能、生物热、光能、核能。不同的火源具有不同的特性，灭火方法也有很多种，本文为大家提供几招常用的灭火办法。

（1）冷却法

指灭火剂在灭火过程中不直接参与燃烧过程的化学反应，灭火原理是降低可燃物的温度至燃点之下，使燃烧停止。或者将灭火剂喷洒在火源附近的物质上，使其不因火焰热辐射作用而形成新的火点。常用水和二氧化碳作灭火剂冷却降温灭火。这种方法属于物理灭火方法。

（2）窒息法

窒息法是采用阻止空气流入燃烧区或用不燃物质冲淡空气的原理，使燃烧物得不到足够的氧气而熄灭的灭火方法。具体方法包括：①用沙土、水泥、湿麻袋、湿棉被等不燃或难燃物质覆盖燃烧物；②喷洒雾状水、干粉、泡沫等灭火

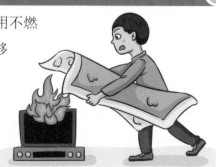

剂覆盖燃烧物；③用水蒸气或氮气、二氧化碳等惰性气体灌注发生火灾的容器、设备；④密闭起火建筑、设备和孔洞；⑤把不燃的气体或不燃液体（如二氧化碳、氮气、四氯化碳等）喷洒到燃烧物区域内或燃烧物上。

（3）隔离法

隔离法是将正在燃烧的物质和周围未燃烧的可燃物质隔离或移开，中断可燃物质的供给，使燃烧因缺少可燃物而停止。具体方法有：①把火源附近的可燃、易燃、易爆和助燃物品搬走；②关闭可燃气体、液体管道的阀门，以减少和阻止可燃物质进入燃烧区；③设法阻拦流散的易燃、可燃液体；④拆除与火源相毗连的易燃建筑物，形成防止火势蔓延的隔断地带。

（4）化学抑制法

此方法将灭火剂参与到燃烧反应过程中去，使燃烧过程中产生的游离基消失，从而形成所谓的稳定分子或低活性的游离基，致使燃烧反应因缺少游离基而停止。

最后还需要讲几点常识：①固体火灾应先用水型、泡沫、磷酸胺盐干粉、卤代烷型灭火器进行扑救；②液体火灾应先用干粉、泡沫、卤代烷、二氧化碳灭火器进行扑救；③气体火灾应先用干粉、卤代烷、二氧化碳灭火器进行扑救；④带电物体火灾应先用卤代烷、二氧化碳、干粉型灭火器进行扑救。

方法我们就介绍这几招，具体使用哪一种，还得根据具体情况、具体环境和具体条件，冷静加以选择。

安徽医科大学第一附属医院　张泓　方芳

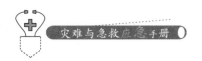

87
科学逃生：残障人士如何火场避险？

当火灾发生时，受过消防训练的普通人，会利用自己所掌握的消防知识快速逃离火场，或者采取一定的自救措施。但是作为智力和行动能力有限的残障人士，在没有足够人员的帮助下很难做到这些，因此，残障人士平素注重火灾防范最为重要。如不幸遭遇火情，应根据火势发展情况，科学有序逃生或避险，切勿盲目求生。具体如何从火场安全逃生呢？本文就残障人士火场逃生注意事项，给大家提供一些有用的信息。

（1）首先，发生火灾时，不要惊慌，不要乱跑动，不要大口吸气，迅速避开烟尘，无论火势多么严峻，都要保持沉着冷静。火灾发生时，一层层楼梯对于肢体残疾人来说是难以逾越的障碍，所以千万不要盲目地跟从人流，相互拥挤、乱冲乱窜，尽量使自己移动到阳台、窗口等易于被人发现和能避免烟火近身的地方。

（2）当遇到火灾发生时，应通过手机里的紧急呼救电话或者发出特殊声响(比如吹哨子)求救，迅速将险情传递出去，这招十分关键。

（3）对长期或短暂滞留的环境中的消防指示及逃生通道，养成留意的习惯，当火灾发生时，如果判断室内逃生路线畅通，有一定行动能力的残障人员可沿疏散楼梯撤离至户外，然后按照盲文引导牌指示方向逃生到安全区域。

（4）在火情不严重时，残疾人越快离开现场越好，一旦火势较猛，不建议残疾人盲目跑出家门，因为火灾时往往烟雾很大，不容易看清路，行动不便的残疾人很可能发生危险。发生火灾时，残疾人可用湿毛巾或衣物堵住门缝，然后躲到阳台等通风且明显的位置，同时通过向户外挥动衣物、手电筒或抛物等方式呼救；如有能力，用电话或微信告知具体位置。长期卧床或行动不便的残疾人，平时可在房间放一个防火毯。如发生火灾，即使无法马上撤离，也可以利用这个防火毯为救援争取时间。残疾人还可以在家中常备一桶水，一旦火势向身边蔓延，可用水桶里的备用水浇湿被子，阻止火势向床上蔓延，还可浸湿床单捂住口鼻，避免窒息。

（5）如确无自行逃生的能力，或火灾现场已不允许逃离，建议佩戴好家中储备的简易防烟面罩，冷静等待救援。

另外，残障人士要掌握一定的消防常识，除了要会一些基本的逃生技巧外，要学会使用灭火器，多学习一些消防法律法规，维护自己的合法权利，学会在火灾事故中更好地保护自己。

安徽医科大学第一附属医院　张泓 方芳

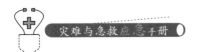
88

地下商场发生火灾如何逃生?

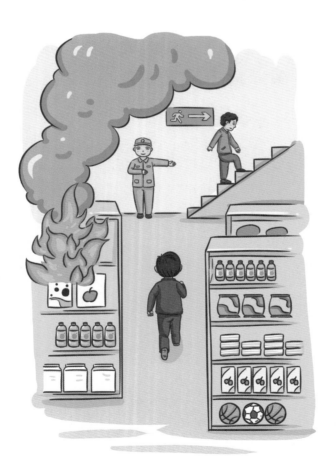

近年来地下商业开始盛行,越来越多大型超市、商场、商业街建在地下。这里人员密集,流动量大,可燃物多,疏散通道复杂,一旦发生火灾更不易人员疏散,极易造成人员伤亡和财产损失。在这里我们会向读者介绍地下商场发生火灾时,如何快速逃生。

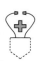

（1）注意观察

地下建筑火场有温度高，烟雾大且不易散出，毒气重，疏散困难等特点，因此对于进入地下商场的每一位人员应该对商场的设施和结构布局进行观察，记住疏散通道和安全出口的位置；熟悉疏散指示，一旦发生火灾可以按照箭头指示方向逃跑。

（2）迅速撤离险区

听从工作人员指挥，不要慌乱，按秩序撤离，避免踩踏；逃生时，尽量低势前进，最好用湿毛巾和衣物堵住口鼻或用鼻子呼吸，以防止浓烟呛入嘴巴和鼻孔，导致呼吸困难；不能乘坐电梯或扶梯，从安全通道撤离；火灾初起时，商场负责人员应及时引导疏散，并在转弯及出口处安排人员指示方向，疏散过程中应注意检查，防止有人未撤出，已逃离地下商场的人员不得再返回地下。

（3）立即关闭空调系统停止送风

对于地下商场内工作人员来说，一旦发生火灾，要立即关闭空调系统停止送风，防止火势扩大。同时，要立即开启排烟设备，迅速排出地下室内烟雾，以降低火场温度和提高火场能见度。

（4）灭火与逃生相结合

火灾初起时，应立即报警，积极扑救，疏散易燃、易爆物品；严格按防火分区或防烟分区，关闭防火门，防止火势蔓延或窒息火灾，把初起之火控制在最小范围内，并采取一切可能的措施将其扑灭。如果火势较大，要注意自身安全，及时逃生。

（5）延长生存时间

万一疏散通道被大火阻断，应尽量想办法延长生存时间，等消防队员前来救援。

天津大学灾难医学研究院　樊毫军 史杰

89

公交车发生火灾如何逃生？

公交车作为人们常用的交通代步工具，为人们出行提供了极大的方便，但近年来关于公交车自燃、爆炸的报道逐渐增多，2016 年 1 月 5 日宁夏银川市 301 路公交车在行进中突发火灾，造成 14 人死亡，32 人受伤。在乘坐公共汽车，遇到突发险情时，我们应该如何脱离险情求生呢？

（1）记住四个逃生通道

车窗：如果乘客距离车门较远，或者车门打不开，就要选择从安全窗逃离。如果是滑动车窗，乘客将车窗打开即可跳出。如果是封闭车窗，则乘客需要通过打碎车窗才能逃出。一般情况下，车门对面的一侧，前后都有安全锤，安全锤挂在前后轮附近的车窗框上。安全锤正确使用方法：握住锤柄尾部，用力甩出形成一个抛物线，敲击玻璃，则可以成功破窗。如果由于特殊情况一时无法找到安全

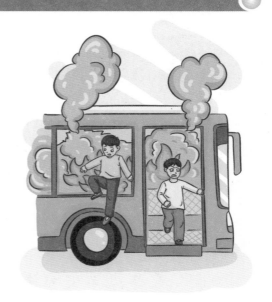

锤，也不要惊慌。在没有安全锤的情况下，要尽快找到一些尖状硬物，如钥匙、手表等，用其棱角击打车窗中心部位。

天窗：一些公交车所配备的天窗是具有安全出口功能的。旋转其上的红色扳手，按图示上的箭头方向旋转，可以将天窗打开，其开口可通过一些身材娇小的乘客，在危机关头，可为少数乘客多提供一种逃生方法。

车门：在车辆遇险时，驾驶员停车、开门、疏导乘客下车。但如车辆受损断气、断电时，驾驶员无法通过仪表盘上的按钮将车门打开。在这种情况下，需要离得最近的人开启车门应急开关，这个安全阀在车辆断电、断气的情况下也可以打开车门。离门近的乘客只要将此安全阀旋转，然后手动将门打开下车即可。

车外：如果发生车门打不开的情况，车外人会找东西打碎玻璃等。同时要特别注意，现在大部分公交车都安装了车外开门安全阀，车外人员只要旋转该安全阀，也能打开车门。

（2）掌握6个逃生技巧

①火势多发展迅猛，应立即打开门窗就近迅速撤离，如果火焰小但封住了车门，乘客们可用衣物蒙住头部，从车门冲下。②俯身低姿行走，可以较好地规避烟尘。③遮住口鼻，烟雾中有大量一氧化碳和其他有害气体，吸入后容易造成窒息死亡。资料显示，火灾中被浓烟熏呛致死的人数是烧死人数的4～5倍。用毛巾或衣物遮掩口鼻，不但可以减少烟气的吸入，还可以过滤微炭粒，有效防止窒息的发生。④切忌着火人乱跑，或用灭火器向着火人身上喷射。不要大喊大叫，应保持沉着冷静，方可化险为夷。⑤滚压灭身上的火。如果发现他人身上的衣服着火时，可以脱下自己的衣服或其他布物，将他人身上的火捂灭。⑥短暂屏气。公交车上出现火灾，由于空间狭小密闭，浓烟中一氧化碳的浓度很高。在一氧化碳浓度1.3%以上的空气中，人们呼吸2～3次就会失去知觉，呼吸1～3分钟就会死亡，所以在冲出火灾现场的瞬间，屏气将有助于尽快摆脱火海。

天津大学灾难医学研究院　樊毫军　史杰

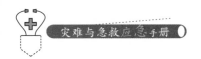
90

飞机发生火灾如何逃生？

飞机作为现代最便捷，最安全的出行方式，但事故死亡率却是所有交通工具中最高的，近 10 年世界运输航空百万架次重大事故发生率为 0.43，而且飞机一旦失事，生还的可能性非常的小。值得注意的是，据调查约 90% 的空难发生在被称作"黑色 13 分钟"的起飞后 6 分钟和降落前 7 分钟的时间段内。同时飞机火灾具有突发性强、火势发展迅速、燃烧猛烈、空间狭小、乘客疏散困难、一次性死亡人数较高、舱内有毒气体产生弥散快速、火灾扑救困难、救援难度大、火灾造成的损失严重、影响巨大等特点。

那么，针对飞机火灾的特点，乘客应该如何逃生自救呢？

飞机上备有救生艇、应急滑梯、氧气面罩、救生衣、灭火设备和应急出口等救生设施。飞机失事后的一分半钟被称为"逃生黄金 90 秒"。

（1）乘客需学习安全须知，了解油箱和应急逃生门的位置：航班起飞前，乘务员会播放安全须知，每个座椅背后也有安全须知手册，目的是让旅客在紧急情况下采取正确有效的行动。旅客一定要熟知油箱的位置和距离自己最近的 2 个紧急出口之间的排数。当发生火灾充满浓烟时，乘客也可以摸着椅背找到出口。按照机门上的说明，学会紧急出口的开启方法。

（2）飞机发生火灾事故时，旅客须冷静：在自己能力范围内，协助空乘及时扑灭初期火苗，赢得更多的逃生时间。

（3）当舱内出现浓烟时，快速带上防烟面罩：谨记自己戴好后，再去帮助他人，否则自己昏厥无法协助他人。

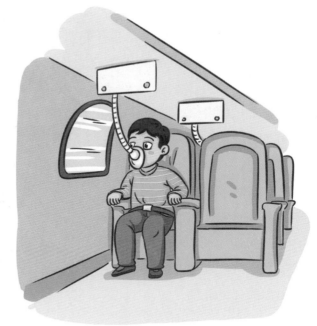

（4）飞机飞行过程中，乘客要扣好系紧安全带：如果机组已经发出迫降预警，乘客一定要确认安全带是否扣好系紧。飞机坠落时，巨大的冲击力对乘客来说是一次重大的考验。乘客应按照乘务员的指示采取防冲击姿势——小腿尽量向后收至膝盖垂线以内，保护头部，向前倾，头部尽量贴近膝盖。或者两臂伸直交叉紧抓前面座椅靠背，头俯下，两脚用力蹬地。这样的姿势可以减少被撞昏的风险。

（5）乘客逃生时，坚决不能携带行李：行李会堵塞逃生通道，打乱客舱内的逃生速度和秩序，还可能会砸伤其他旅客。后面旅客可能因为吸入浓烟而倒在撤离的路上。所以逃跑时携带行李的行为无异于"杀人"。赶紧逃生才是王道！

（6）乘客快速撤离前，应取下随身的尖锐和易燃物品：乘坐飞机时要注意着装，建议穿长袖衬衫、长裤和厚底鞋。如遇到火灾，该行装可提供更好的保护。若有假牙、领带、眼镜、钢笔、戒指和丝袜等物品，脱下放入前面椅座的口袋或行李架上。女生还需要脱下高跟鞋以免踩伤他人或将充气的逃生滑梯划破。

（7）竖直椅背，打开遮阳板：突发情况时，打开的椅背会阻挡后方乘客的逃生通道。收回小桌板，保证逃生通道畅通。打开遮阳板，可以保持良好的视线，观察机外情况，决定逃生方向。

（8）乘客撤离火场时，要听从工作人员指挥；按顺序撤离，千万不能蜂拥而至，将出口堵死，影响撤离速度。使用逃生滑梯时，双臂平举轻握拳头，或双手交叉抱臂从机舱内跳出落在充气滑梯上面，手的姿势保持，双腿和后脚跟紧贴逃生滑梯面，收腹弯腰直到滑到最下面。

（9）逃出飞机后要逆风奔跑：迅速逆风逃离到距离现场100米以外的地方，防止飞机爆炸造成的不必要的二次伤害。

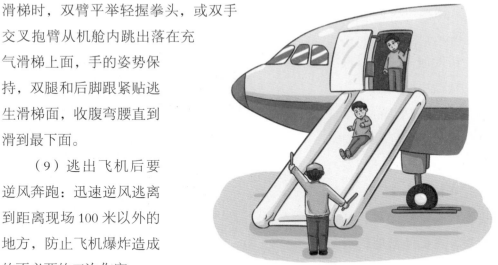

天津大学灾难医学研究院　樊毫军　史杰

91

地铁发生火灾如何逃生?

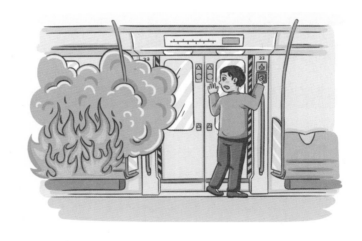

从世界上 100 多年来惨痛的地铁事故教训来分析，火灾约占轨道交通系统灾害的 30%，是地铁事故中发生频率最高和造成危害损伤最大的诱因。因为地铁一旦起火，容易造成火势蔓延和毒浓烟产生。同时地铁火灾具有烟雾传播速度快、空间狭小和救援难度高等特点。那么当地铁火灾发生时乘客该如何逃生呢?

 (1) 要有逃生意识

进入地铁后，乘客要对内部设施以及结构布局进行观察，熟记疏散通道安全出口的位置。

 (2) 及时报警与灭火

发生火情后，应首先报警，用手机报火警 119 或按车厢内紧急报警按钮。在两节车厢连接处，均贴有红底黄字的"报警按钮"标志，箭头所指的位置即为紧急报警按钮所在的位置。

（3）灭火自救或互救

寻找附近的灭火器材进行灭火，力争将初火控制在最小的范围内，用一切可能的措施将其扑灭。并将老、弱、妇、幼等社会弱势人群疏散到别的车厢。若初期火灾扑救失败，应及时关闭箱门，防止火势蔓延，赢得逃生时间。工作人员接到火灾报警后，要立即启动应急预案，开启应急照明设备和排烟设备，将烟雾迅速排除，降低火场温度和提高火场能见度。

（4）听从工作人员的指挥或广播疏散引导

乘客一定要冷静积极，切记不能盲目拥挤和乱跑，防止推挤踩踏现象发生，不要拉门、砸窗、跳车，留意车上广播，听从车站工作人员的指挥，有序地沿规定的路线进行疏散。

（5）低姿势快速逃跑

逃生采取低姿势前进，因为烟较空气轻而飘于上部，但也不可匍匐前进。不要深呼吸，有可能的话，用湿毛巾或湿衣服捂住口鼻，防止烟雾进入呼吸道。当地铁发生火灾时，会启动排烟、送风装置，此时乘客要顶风而走，即朝着风来的方向，迎面而来的是风而不是浓烟，有助于大家逃生。万一疏散通道被大火阻塞，应尽量想办法延长生存时间，等待救援人员来到。

（6）其他

当身上着火时，可以立即就地打滚或用厚重的衣物压灭火苗。果断采取自救或互救。千万不要因为财物而浪费宝贵的逃生时间。

列车停靠在站台，且车门已对应站台时，应寻找手动应急装置打开车门，再有序地疏散。

天津大学灾难医学研究院　樊毫军 史杰

92

现场处理骨折有哪些原则？

我们遇见骨折了应该怎么办呢？

骨折是指骨和软骨的完整性或连续性中断。生活中导致骨折的情况多种多样，同一致伤因素作用于不同的人群，也会产生不同的结果。这主要与影响骨折的因素有关，如外力、年龄、营养状况及其他疾病等均会造成不同的骨折。引起骨折的原因常见于直接暴力（如车祸、硬物直接打击、撞击等）、间接暴力（如高处坠落、扭伤、摔伤等）、积累性劳损（又叫疲劳性骨折，如远距离行走时易导致第二、三跖骨及腓骨下端骨折）。

针对突然发生的骨折情况，首先需要判断伤情，用最简单有效的方法抢救生命、保护伤肢、迅速地转移到安全的区域，等待专业救护人员的到来。正确及时的现场处理能防止伤者的二次伤害，缩短专业救护的现场救治时间，大大增加伤者救治成功率。

（1）现场评估

骨折发生的原因很多，现场也各有不同，有行人被撞倒在公路上、有老人摔倒在马路边、有被重物压砸伤的火灾或地震现场、还有持械斗殴的街头等，现场救护的第一条也是最重要的一条原则是首先保证自己的安全，要评估现场是否还有危险，努力使伤者免受再次伤害。例如：在高速公路上，一定要在放好警示牌

233

以后，转移伤者到安全区域再进一步处置；在火灾现场，也一定要等消防人员控制住火势后进场，一定不要"英勇地"冒险进入火场施救。

（2）伤情判断

有几位伤员、大致年龄、性别、怎么受伤、身体姿势、目前伤者是否能出声、是否能动、是否处于昏迷状态等。对于非专业人员，这些判断不难，也是能快速地了解的，但是这些信息对专业救援很有帮助。对于严重创伤伤员的现场处置，伤情的判断及评估非常重要，有时候一个错误的判断会决定伤者的生死，所以需要专业的知识及培训，还有临床经验。比如需要判断伤员意识情况、是否有危及生命的大出血、呼吸道是否通畅、呼吸是否费力、有无骨折等。如果在现场可以先询问伤者是否需要帮助，是否受伤？哪个部位？同时打"120"求助，告诉重要信息：具体什么地点、几个人、大致怎么受伤、哪个部位受伤、人是否清醒、是否有伤口出血等，然后等待救护人员的到来，切记不要尝试着把人扶起来，在没有明确伤情的情况下，这样的举动可能导致骨折加重或者血管、神经的二次损伤。

（3）上肢骨折的判断

怀疑有上肢骨折的时候，可以按以下方法进行判断：①肩部骨折。多见于跌倒用手撑地间接外力引起，少数为直接暴力打击所致，表现为肩部疼痛，局部压痛明显，有时外观可见肩关节、锁骨畸形。②上臂骨折。多见于壮年和老年人，大部分由间接暴力（扭伤、摔倒）所致，表现为上臂的疼痛、肿胀、上肢活动受限，局部压痛明显，可伴有上肢麻木（神经受损可能），此时应怀疑上臂骨折（肱骨近端、肱骨干骨折）。③腕部骨折，为日常生活中较常见的骨折，多见于骨质疏松的老年人，伤后可见腕部肿胀、疼痛、腕关节活动受限等，此时应怀疑

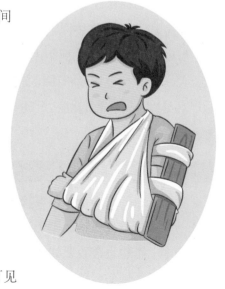

有桡骨远端骨折。此时可以选用绷带或者三角巾、大的丝巾等身边可以用来包扎的物品，将受伤的肢体悬吊在胸前并固定，保持肩关节自然下垂，肘关节屈曲90度位置，这样可以起到固定骨折断端、减少出血和缓解疼痛的作用。然后有条件的情况下用毛巾包着冰块冰敷伤处。当您没有任何可以使用的物品或者不会具体操作时，也可以让伤者用另外一只手扶住伤肢，保持在相对舒适的位置不动即可，然后及时送医诊治。

（4）下肢骨折的判断

怀疑有下肢骨折的时候，可以按以下方法进行判断：①髋部骨折。常见于老年人，老年骨质疏松脆弱，即使较小的外力如平地跌倒也可能会造成髋部骨折。但是年轻人则需很大的暴力才能引起骨折。一般表现为髋部疼痛、肿胀、髋关节活动受限等。②股骨骨折。股骨是人体中最长的管状骨，骨折多由强大的外力所致。如车祸、高处坠落、机器绞伤等。以年轻和中壮年人常见，由于事故来得突然，预防较难。股骨干骨折后出血量大，最多可达 1 500 毫升以上，有的伤者可发生休克甚至危及生命，主要表现

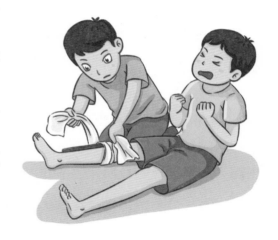

为大腿剧烈疼痛、肿胀明显，如果合并神经、血管损伤，也会出现下肢麻木、皮肤苍白等。③髌骨骨折。为日常生活中较常见的骨折，以中、老年人多见，大部分由间接外力造成，常见于跪倒时股四头肌突然猛烈收缩所致。髌骨位于皮下，骨折移位时可触及骨折断端，因此比较容易判断。④小腿骨折。多见于小腿的直接外力和运动损伤所致，如车祸、重物压迫和激烈的体育运动等。包括胫腓骨及踝部骨折，表现为小腿或踝部外观畸形、肿胀、疼痛、活动受限等。对于下肢损伤的伤员，在现场一定不要轻易地搬动，甚至扶起走动（尽管有些稳定的髋部骨折伤员可以自行站立），因为这样就大大增加了骨折移位和二次损伤的风险。可

以选用2～3条绷带或者三角巾、大丝巾等分别在骨折部位上下端和健侧肢体捆绑在一起，也可以用长的树枝、晾衣杆等长条形物品作为固定物，放在伤肢外侧，将下肢和固定物绑在一起（固定物的长度至少近端超过髋部，远端超过踝部），从而达到临时固定骨折的作用。局部也可用毛巾包着冰块冰敷。同时拨打急救电话，等待专业人员到达后转运、救治。

（5）脊柱骨折的判断

怀疑有脊柱骨折时，一定让伤者躺在原地，切勿随意搬动，并立即拨打急救电话，等待救援。老年人多为骨质疏松骨折，轻微暴力即可导致脊柱骨折，而年轻人多为高能量损伤，如高处坠落伤、重物压砸伤、交通事故伤等。脊柱骨折是很严重的损伤，主要表现为局部的疼痛、活动受限，如果是胸腰椎爆裂骨折、脱位压迫脊髓的情况，可能出现瘫痪，颈椎骨折则可能有生命危险。

（6）开放性骨折的判断

若伤者骨折处有伤口，属于开放性骨折，可以用干净的毛巾、衣物进行压迫包扎。如果压迫及加压包扎仍然无法控制出血，要考虑可能是大血管破裂，应用止血带等止血，并尽快联系送医院。对伤口内有异物残留，比如钢筋、刀具、树枝等，一定不要现场拔出，以免损伤周围血管、神经，加重出血。

（7）其他情况

若伤者呼之不应，心跳、呼吸消失，不建议非专业者做心肺复苏（CPR），因为如果不是受过专业培训的人员，很难做到有效的按压；而且绝大部分还停留在现场的意外创伤伤员，突然出现心跳、呼吸骤停很难只通过CPR挽救其生命。

如果您没有专业的医学知识或医疗背景，或者对相关处理没有十足的信心，您完全可以什么都不做，而应及时呼救、等待救援人员达到。等待期间可以排除再次伤害的可能，如遮阳、遮雨等。

陆军军医大学大坪医院　张连阳

93

矿难的急救原则是什么？

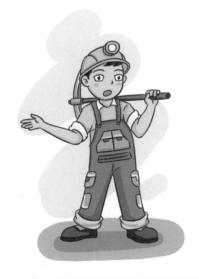

矿难事故主要有瓦斯与煤尘爆炸、煤与瓦斯泄露、透水、火灾、垮塌冒顶、中毒等类型。其中，煤矿瓦斯爆炸和透水事故危害程度和伤亡最为严重。由于矿井内空间狭窄，光线昏暗，医疗物资缺乏等因素的局限，并且存在二次或多次事故的可能，矿难发生后展开科学有序的救治才可以最大限度挽救生命，避免造成更大的损伤。

（1）致伤因素

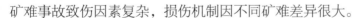

矿难事故致伤因素复杂，损伤机制因不同矿难差异很大。

1）瓦斯爆炸　近距离者受到冲击波爆震伤、煤块砸伤和高温烧灼伤，远距离者主要是一氧化碳（CO）中毒、高浓度二氧化碳（CO_2）和缺氧所致的窒息。严重者出现窒息、昏迷、休克等症状，猝死率高。

2）透水事故　地下水通过裂隙、断层、塌陷区等各种通道无控制地涌入矿井工作面，造成作业人员溺水或者被困井下。由于井下地理地质结构不同，可能存在有毒有害气体（比如 CH_4、H_2S、CO_2、NO_2 等）集聚，缺氧窒息或者有害气体中毒。长时间被困井下，可出现饥饿、营养不良、低血糖昏迷、脱水、水电解质紊乱。长期在水中（或潮湿的环境下）导致低体温、皮炎、冻伤。

3）矿山火灾　主要是烧伤、缺氧窒息和有害气体中毒；冒顶主要是创伤和窒息。此外，还有各种原因导致的挤压伤等。

4）冒顶、塌方　主要造成工人身体各部位创伤。此外，矿车挤压伤也比较常见。

5）其他　低温或高温、昏暗、生存环境差，导致恐惧等心理障碍。

（2）矿难救治的原则

1）统一指挥有序展开

矿难发生后各方人员集结救援，现场秩序需要维护；救援需要动员各方力量参与，分工不同。矿难发生受矿井结构、地质结构变化等因素的影响，伤员所在位置需要科学定位；医学救援只是其中一个方面，不同原因造成的矿难伤亡人数、伤情不同；及时新闻发布平息社会的舆情；家属及时安抚等工作需要统一指挥。科学救援，有序展开救治更有效，可以避免或减少二次伤亡。

2）保障安全　灾难救援首先是以保证施救者的安全为前提。矿难发生会造成矿井结构破坏，局部地质结构变化。矿井内部可能会灾害继续扩大或发生次生灾害；有害气体积聚；缺氧，潜在的风险很大。因此，施救必须做好各种风险预判，做好应急和防护。

3）现场自救互救与逃生　发生矿井事故后，受困人员要有组织地开展自救。组织人员撤离到安全地带。长时间被困井下，要利用现场条件维持生命等待救援。当救援人员到达现场后，对受困人员进行分类施救。矿井下危险性大，条件很差，不宜在矿井下展开救治，应尽快安全地将伤员转移到地面。

4）医疗救治分阶段　因地制宜，积极治疗。通常分为坑口急救，转运途中救治，院内救治3个阶段。不同阶段根据已有条件开展积极救治。

5）现场救治应当遵循的原则　对窒息或心跳、呼吸刚停止不久的伤员，必须先复苏，后搬运；对于出血的伤员，必须先止血，后搬运；对于骨折的伤员，必须先固定，后搬运。

6）井下有害气体中毒的处理　对CO中毒者应尽快移至通风良好的地方，有条件者立即给予高浓度吸氧，防止脑水肿，纠正酸中毒。出井后尽快转移到医院，接受高压氧治疗；硫化氢中毒以对症治疗为主，给予吸氧。必要时，在纯氧中加入 5% CO_2 以刺激呼吸中枢，促进毒物尽快排出；吸入二氧化氮者抢救时以吸氧为主，可予 5% 碳酸氢钠雾化吸入减轻刺激症状。呼吸道刺激症状明显时，给予异丙肾上腺素及地塞米松雾化吸入控制症状。

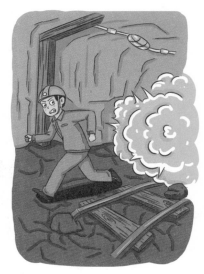

2010 年山西王家岭矿透水事故由于措施得当，创造了世界严重透水事故营救史上的奇迹。这次事故首先是井下来不及撤离的人员相互自救，被困人员集体到地势高的巷道躲避，期间，被困人员相互鼓励，利用矿井内的水源维持生命，等待救援。营救人员准确探测生命所在位置后，采用钻孔的方法打入管道，输送营养液及食物。最后采用深部打入管道输送救生舱的办法将 153 人救出。

7）井下冒顶事故　造成人员的受伤可以是一个部位，也可以是多个部位，不同部位、伤情不同采用的措施有一定的差异。通常讲先止血，再固定，保护重要部位避免进一步损伤，尽快转移到地面进一步救治。

8）井下气压　与地面差异很大，获救人员出井前要根据井下气压差的变化实施减压措施，避免突然减压后气栓发生。同时，对所有获救人员在井下或出坑口前实施蒙眼避光，平卧并保暖，手臂戴编号牌。

9）矿难事故　对获救人员的心理影响较重，除表现为焦虑、抑郁、失眠等一般精神心理症状外，还会出现创伤后应激障碍、自杀等严重精神心理障碍。应早期抽调精神卫生和心理咨询专家开展专业的心理干预。

山西医学科学院　山西大医院　闫新明

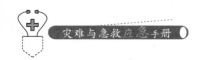

94

什么是地震?

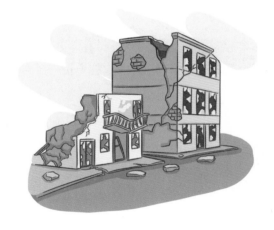

地震是地球表面的振动。引起地球表面振动的原因很多,可以是人为的原因,比如核爆炸、开炮、机械振动等,称为诱发地震、人工地震;但主要是自然界的原因,比如构造地震、火山地震、塌陷地震等。

地震发生时,激发出一种向四周传播的弹性波, 称为地震波。地震波从震源出发,穿过地壳、地幔和地核,携带了大量地球深部信息后返回地面,地面就强烈地振动起来。如果将地面运动记录下来,对其进行分析,则可获得地球结构的信息及震源的信息。地震波分为纵波、横波、面波。

纵波就是纵振动的传播。纵振动的方向与传播方向一致。在地壳介质中,纵波的传播速度为5~6千米/秒。地震时振动传导包括横波和纵波,因横波传播速度小于纵波,地震时,人们先感到上下颠,然后左右晃。纵波可以在固定岩石中传播,也能通过液体传播;横波只能在固体中传播,但强度大,衰减慢。纵波、横波在岩体中传播时,就形成了面波。面波的振动很强烈,是引起建筑物破坏的重要原因。

（1）地震的分类

1）**构造地震** 构造地震是由于板块之间互相碰撞，在地球应力的长期作用下，岩石发生变形或突然破裂，释放出大量的能量，其中一部分以地震波的形式向周围传播。这种由于地下巨大能量的驱动所导致的岩石的破裂或断层的错动所引起的地震叫构造地震。世界上 85%~90% 的地震及所有造成重大灾害的强烈地震都属于构造地震。

2）**火山地震** 是由火山爆发时所引起的能量冲击，而产生的地壳震动。火山地震占世界地震总数的7%左右，其震级小，所波及的范围也小，但危害严重。

3）**塌陷地震** 由于地下岩洞或矿井的顶部塌陷而引起的地震称塌陷地震，约占世界地震总数的3%，其震级较小，波及范围是局部的。因其震源浅，震中烈度强能高，损伤也较为严重。在我国，因地下石灰岩溶洞导致的塌陷地震概率并不高，主要是因煤矿和金属与非金属矿的矿井顶部塌陷导致地震。

4）**诱发地震** 由于人类活动而引发或诱发的地震称诱发地震。这种地震随着经济发展变得日益突出，有代表性是水库地震、矿山地震、油田抽油注水而引发的地震。应指出，诱发地震所释放的能量并不是诱发者提供的，而是大自然所聚蓄的。只有当大自然所聚蓄的能量已经大到欲发而待发的临界状态时，诱发因素才能起作用。

5）**人工地震** 核爆炸、化学爆炸和机械振动等人类军事活动、生产活动引起的地面震动合称人工地震。

（2）地震震级

地球上的地震有强有弱。用来衡量地震强度大小的"尺子"叫做震级。每一次地震只有一个震级，震级可以通过地震仪器的记录计算出来，它与震源释放出的弹性能量有关。地震越强，震级越大。震级按大小可把地震划分为以下几类。

弱震：震级小于3级。如果震源不是很浅，人们一般不易觉察。

有感震：震级为3~4级。人们能够感觉到，但一般不会造成破坏。

中强震：震级为5~6级。属于可造成破坏的地震。

强震：震级为6~7级。是可造成较大破坏的地震。

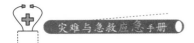

大震：震级为 7 级以上，其中震级大于 8 级的又称为巨大地震。

目前世界上发生过的最大的地震为 8.9 级，是 1960 年 5 月 22 日发生在南美洲智利的地震。

震级每相差一级，它们的能量相差 30 多倍。震级越大的地震，发生的次数越少；反之，震级越小的地震，发生的次数越多。所以，地震中的有感地震仅占地震总数的 1%，强震发生的次数就更少了。

（3）地震烈度

地震烈度是地覆破坏程度的一种表示。一般来讲，一次地震发生后，震中区的破坏最重，烈度最高，这个烈度为震中烈度。烈度最高的地区，称为极震区。从震中向四周扩展，地震烈度逐渐减小。

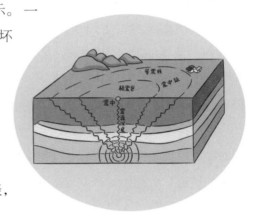

用于描述烈度划分标准的是地震烈度表。各国划分烈度标准不尽一致。如日本把烈度划分为 7 度。我国的烈度表，把烈度划分为 12 度。

评定烈度的依据主要有人的感觉，器物(如吊灯)的反应，建筑物的破坏程度，地面的破坏现象等。

按照我国的烈度表，不同烈度的影响和破坏大体如下。①小于 3 度：人无感觉，只有仪器能记录到。②3 度：夜深人静时人有感觉。③4~5 度：睡觉的人会惊醒，吊灯摆动。④6 度：器皿倾倒，房屋轻微损坏。⑤7~8 度：部分房屋破坏，地面裂缝。⑥9~10 度：大部分房屋倒塌，地面破坏严重。⑦10~12 度：毁灭性的破坏。

中国地震应急搜救中心　贾思萱　贾群林

95

地震前有哪些前兆？

地震前自然界出现的与地震发生有关的异常现象叫地震前兆。地震前兆可分宏观前兆和微观前兆。通过人的听觉、视觉、味觉、嗅觉等能直接感受到的自然界与地震有关的异常现象，叫宏观前兆，如地下水异常变化、动物习性异常反应、地声、地光、火球等。通过仪器才能测量到的自然界与地震有关的异常现象叫微观前兆。如小地震活动、地壳变形、地磁、地电、重力、地应力变化、地下水中氡的含量及其他化学成分变化、地震波速度变化等。

常见宏观前兆的表现形式有以下几种情况。

（1）地下水异常

由于地下岩层受到挤压或拉伸，使地下水位上升或下降；或者使地壳内部气体和某些物质随水溢出，而使地下水冒泡、发浑、变味等。

> 井水是个宝，前兆来得早，
>
> 天雨水质浑，天旱井水冒，
>
> 水位变化大，翻花冒气泡，
>
> 有地变颜色，有地变味道。

（2）动物异常

震前 1～2 天，牛、马赶不进圈，乱蹦乱跳，嘶叫不止，烦躁不安，饮食减少；

一些猪羊不吃食，烦躁不安，乱跑乱窜；狗狂叫不止；鸡不进窝，惊啼不止；鸭不下水；家兔乱蹦乱跳，惊恐不安；鸽子在震前数天惊飞，不回巢；蜜蜂一窝一窝地飞走；老鼠反应最灵敏，在震前一天至数天，突然跑光了，有的叼着小老鼠搬家；有些冬眠

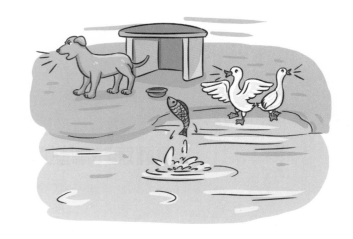

的蛇爬出洞外，上树；鱼惊慌乱跳游向岸边，翻白肚等。

> 震前动物有预兆；老鼠搬家往外逃；
>
> 鸡飞上树猪拱圈；鸭不下水狗狂叫；
>
> 冬眠麻蛇早出洞；鱼儿惊慌水面跳。

（3）地光和地声

地光和地声是地震前夕或地震时，从地下或地面发出的光亮及声音，是重要的临震预兆。地震有"前震—主震—余震"的规律，要注意掌握。

（4）电磁异常

电磁异常表现为地震前家用电器，如收音机、电视机、日光灯等出现的失灵现象。最常见的是收音机的失灵、手机信号减弱或消失、电子闹钟失灵等现象。

人们如果能够注意观察并及时捕捉这些地震前兆信息，及时采取避震措施就可以有效地减少人员伤亡和财产损失。

中国地震应急搜救中心　贾思萱　贾群林

96

家住房如何避震？

1）住房选择 ①位置应避开断裂带，不均匀沉陷地基，易滑动山坡、水库区等。②结构有抗震加固。③室内陈设重心尽量降低不乱堆乱放。卫生间的门随时保持半开状态以备地震使用。④正门、通道不要堆放杂物以便疏散。⑤装饰尽量不用易燃品，不要将农药、毒物、易燃品放在室内。

2）准备防震包 内装基本生活用品(如水、食品等)、急救药品、简单工具、个人证件等。

（2）合理避震，设法逃生

1）抓紧时间紧急避险 如果感觉晃动很轻，说明震源比较远，只需躲在坚实的家具旁边就可以。大地震从开始到振动过程结束，时间不过十几秒到几十秒，因此抓紧时间进行避震最为关键，不要耽误时间。

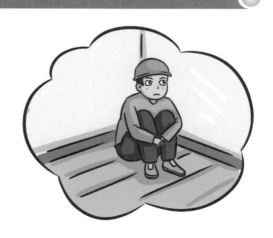

2）选择合适避震空间 室内较安全的避震空间有承重墙墙根、墙

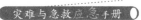
角；有水管和暖气管道等处。屋内最不利避震的场所是没有支撑物的床上；吊顶、吊灯下；周围无支撑的地板上；玻璃（包括镜子）和大窗户旁。

3）选择合适避震动作　趴下，额头枕在两臂上；或抓住桌腿等身边牢固的物体，以免震时摔倒或因身体失控移位而受伤；保护头颈部，低头，用手护住头部或后颈；保护眼睛，低头、闭眼，以防异物伤害；保护口、鼻，有可能时，可用湿毛巾捂住口、鼻，以防灰土、毒气。

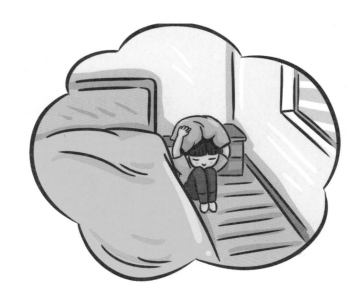

中国地震应急搜救中心　贾思萱　贾群林

97

地震发生后有哪些救援原则？

《国家突发公共事件总体应急预案》中提出突发事件应急管理的原则：

以人为本，减少危害；居安思危，预防为主。统一领导，分级负责；依法规范，加强管理。快速反应，协同应对；依靠科技，提高素质。

要做到"以人为本，减少危害""快速反应，协同应对"，最重要的救援原则就是要"快"，要争分夺秒。我们常说时间就是生命，有关资料统计表明见下表。

获救时间	获救率
震后 20 分钟	98%
震后 60 分钟	63%
震后 120 分钟	50%

因为，震后 2 小时后还无法获救的人员中，窒息死亡人数占死亡人数的 58%。人的呼吸、心跳一旦停止，30 秒后就会昏迷，6 分钟后就会脑细胞死亡。

在实施救援中要做到快，第一个就是要提高社区居民的自救互救能力。

根据科学家对 1995 年日本阪神地震人员脱困统计分析结果：

自救 34.9%，家人救出 31.9%，朋友或邻居救出 28.1%，路人救出 2.6%，救援队救出 1.7%，其他 0.9%。

以上数据与汶川地震数据相仿，事实证明，目前被动等待应急救援专业队伍到灾区抢险救灾的观念并不是最科学和有效的做法。因此我们把地震灾害现场救援分为 3 个阶段。

（1）灾害初期自救阶段

①当地受害群众的自救互救。②可给后期的支援者和专业救援队提供信息。③未经训练的救援可能导致自身陷入危险，也可能因救治不当加重伤情。

（2）地方救援资源参与救援阶段

经过救援培训的地方警察、民兵预备役、城管人员、灾害场地附近未受到伤害人员和经过应急救援培训的当地或邻近地区的救援志愿者是该阶段地震灾害紧急救援的主要力量。

（3）专业救援队救援阶段

地震专业救援队（主要由消防综合救援队、森警消防救援队等骨干力量和解放军、武警部队官兵为突击力量组成），这些队伍往往是执行跨区域救援行动，队伍需要一些集结准备和途中机动时间才能到达灾害现场。

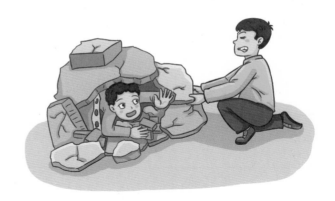

在救援过程中，每个阶段都很重要，如果通过自救互救和当地救援力量能够把废墟表层和压埋较浅的幸存者及时救出，待专业救援队到达后应用专业装备和专业技术再把压埋在废墟深处的幸存者救出一部分，那么 3 个阶段接续得好就能大大提高人员的救出率和救活率。

中国地震应急搜救中心　贾群林

98

地震后，如何寻找被埋压人员？

第一步，在建筑中对潜在的受困者进行定位的第一步是对建筑物内部进行评估，以便收集有关建筑物破坏的更精确的信息，并且确定优先顺序及行动计划。收集的数据有助于推断出可能的密闭空间或空隙的更多信息。

第二步，当表层的幸存者被发现并救出后，还会有相当一部分人员通常是困在面积较大的危楼内，埋在废墟下，需要通过一定手段才能够被找到。通常在这个阶段需要进行呼叫和敲击，倾听幸存者发出的声音。

（1）呼叫搜索方法

1）由4名以上搜索人员围绕搜索区等间距排列，间隔8～16米，搜索半径5米左右。由1人担任搜索组长发布命令。

2）4名搜索员顺时针同步向前走动，并大声呼叫或用麦克风呼叫，"您听到我的呼叫吗？""需要帮助吗？"，或连续5次敲击瓦砾或邻近建筑物构件。

3）呼叫后，保持安静，仔细捕捉幸存者响应的声音，并辨别信号的方向。

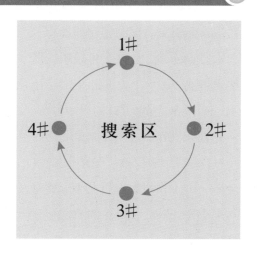

4）初步确定幸存者的位置后，现场做标记并同时在搜索区草图上做上记号。

（2）房间（空间）搜索方法

与呼叫搜索不同的是空间搜索方法，该方法由若干个搜索人员以直线或网格形式，按一定顺序边观察、边呼叫、边听，向前推进，保证将整个搜索区彻底地搜遍。

1）**房间搜索方法** 基本原则是进入建筑物后从搜索人员的右边开始搜索，结束也在搜索人员的右边，一则避免迷失方向，二则避免遗漏空间。

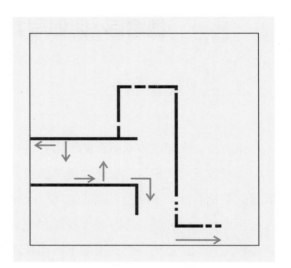

①进入建筑物后，向右转，右侧贴墙向前搜索，一个房间一个房间进行搜索，直到全部房间或空间搜索完毕，再回到起始点。②如果搜索人员忘记或迷失方向，只需简单地向后转，并按位于同一墙体的左侧向前进即可返回进入时的位置。

2）**大开阔区线形搜索** 在礼堂、会议室、自助餐厅和具有若干木质隔墙的办公室，可采用线形搜索方法。

①搜索人员面对着开阔区一字分开，间距3～4米。②从开阔区一边平行搜索通过整个开阔区至另一边。③搜索人员在线形搜索的末端处，以右起右止的方法搜索

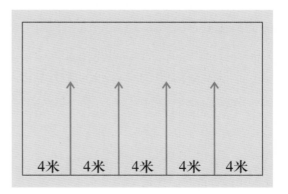

4米　4米　4米　4米　4米

其周边的房屋。④本过程也可以从反方向反复搜索。

（3）网格搜索

该方法需要较多的搜索人员。

（1）在搜索区的草图上，将倒塌区域分成若干个网格方阵，搜索人员（志愿者、救援人员均可）6个人一组分配一个网格方阵进行搜索，并将搜索结果向现场指挥人员报告。

（2）如果第一搜索小组进行完空间搜索工作，是否还需继续进行其他形式的搜索由现场指挥人员决定，以调整网格搜索小组搜索网格避免相互干扰。

（3）所有未能确定遇难者位置的，应该在该网格做上标记，同时向搜索队领导报告，该点如必要可由专门监听仪器进行搜索。

（4）其他人工搜索方法

当在废墟的瓦砾堆上不安全或不经处理搜索人员无法接近时，可采取"周边搜索"方法。4名搜索人员围绕着瓦砾堆边缘等间隔顺时针同步转动，并进行搜索，从1#走到2#以此顺序进行搜索，一直到转一圈后为止。

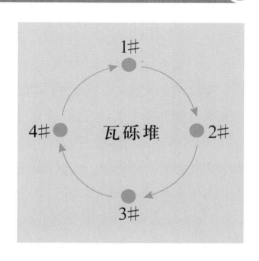

同时注意，如果使用民间训练有素的搜救犬，能显著增加找到被困及昏迷伤员的可能性。但是搜救犬不应佩戴阻碍其在废墟中穿行的项圈或绳索，并对犬进行经常检查和保护。

中国地震应急搜救中心　贾群林

地震后，如何救治和护送伤员？

地震发生后救治的原则是"先救命、后治伤"。应注意以下几点。

（1）注意听被困人员的呼喊、呻吟、敲击声。

（2）要根据房屋结构，先确定被困人员的位置，再行抢救，以防止意外伤亡。

（3）先抢救建筑物边缘瓦砾中的幸存者，及时抢救那些容易获救的幸存者，以扩大互救队伍。

（4）外援抢险队伍应当首先抢救那些容易获救的，如医院、学校、旅社、招待所等人员密集的地方。

（5）救援须讲究方法。首先应使头部暴露。迅速清除口鼻内尘土，防止窒息，再行抢救，不可用利器刨挖。

（6）对于埋压废虚中时间较长的幸存者，首先应输送饮料，然后边挖边支撑，注意保护幸存者的眼睛。

（7）对于颈椎和腰椎受伤的人，施救时切忌生拉硬抬。

（8）对于那些一息尚存的危重伤员，

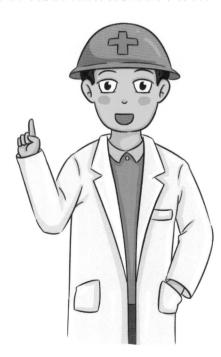

应尽可能在现场进行救治。

常用的方法有以下几种。

（1）止血

现场急救的止血主要适用于外出血，是对周围血管外伤出血的紧急止血。对于伤员，除了判断有无出血外，还要判断是什么部位、什么血管出血，以便采取正确有效的止血方法。常用的止血方法如下。

①指压法：示指、中指并拢压迫出血部位及附近，动脉出血压迫近心脏侧，静脉反之（尽量避免用不洁手指触碰开放伤口）。②加压包扎法：在纱布内侧垫纱布或衣物进行包扎。③屈曲肢体加垫止血法：如腘窝外伤屈膝加紧垫物止血。④止血带止血法：包扎位置于伤口近心脏侧，每1小时应当放开1次。

（2）包扎

包扎的目的是保护伤口免受污染，固定敷料、药品和骨折位置，压迫止血及减轻疼痛。原则上，包扎面要覆盖创面，包扎松紧要适度，使肢体处于功能位，打结时注意避开伤口。常用的包扎物品有三角巾、绷带、四头带和多头带等。

（3）固定

固定的目的是减少伤部活动，减轻疼痛，防止再损伤，便于伤员搬运。所有四肢骨折均应进行固定，脊柱损伤、骨盆骨折及四肢广泛软组织创伤在急救中也应相对固定。最理想的固定器材是夹板。

（4）搬运

搬运伤员的基本原则是及时、安全、迅速地将伤员搬至安全地带，防止再次损伤。

现场救治后，迅速送往医院和医疗点。

中国地震应急搜救中心　贾群林

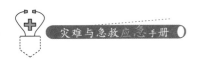
100

地震后，被掩埋废墟中如何自救？

自救指被埋压人员自己创造条件保存生命，脱离险境。

自救要求被埋压人员有如下条件。

（1）有坚定的生存毅力，消除恐惧心理，相信能脱离险地。

（2）不能脱险时，应设法将手脚挣脱出来，消除压在身上的物体，尽快捂住口鼻，防止烟尘窒息，等待救援。

（3）保持头脑清醒，不可大声呼救，用石块或铁具等敲击物体来与外界联系，保存体力，延长生命。

（4）想方设法支撑可能坠落的重物，若无力自救脱险时，应尽量减少体力消耗，等待救援。

具体地说：地震时如您被埋压在废墟下，周围又是一片漆黑，只有极小的空间，您一定不要惊慌，要沉着，树立生存的信心，相信会有人来救您，要千方百计保护自己。地震后，往往还有多次余震发生，处境可能继续恶化，为了

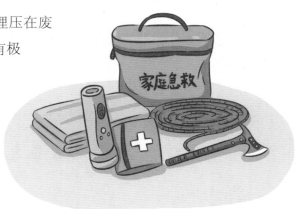

免遭新的伤害，要尽量改善自己所处环境。一般情况下地震应急的物品清单为：非常用持出袋1个；多功能应急手电（照明／收音／手摇发电／报警／手机充电）1部；防灾头巾（防火／防砸／头部防护）1顶；3 000赫兹防灾高频求救哨1个；10米高强丙纶反光专业救援绳1根；多功能斧头1把；多功能铲1把；急救药包（含应急药品）1个。此时，如果有应急包在身旁，将会为您脱险起很大作用。

在这种极不利的环境下，首先要保护呼吸畅通，挪开头部、胸部的杂物，闻到煤气、毒气时，用湿衣服等物捂住口、鼻；避开身体上方不结实的倒塌物和其他容易引起掉落的物体；扩大和稳定生存空间，用砖块、木棍等支撑残垣断壁，以防余震发生后，环境进一步恶化。

设法脱离险境。如果找不到脱离险境的通道，尽量保存体力，用石块敲击能发出声响的物体，向外发出呼救信号，不要哭喊、急躁和盲目行动，这样会大量消耗精力和体力，尽可能控制自己的情绪或闭目休息，等待救援人员到来。如果受伤，要想法包扎，避免流血过多。

维持生命。如果被埋在废墟下的时间比较长，救援人员未到，或者没有听到呼救信号，就要想办法维持自己的生命，防震包的水和食品一定要节约，尽量寻找食品和饮用水，必要时自己的尿液也能起到解渴作用。

如果您在三脚架区，可以利用旁边的东西来护住自己，以免余震再次把自己伤害。把手和前胸伸出来，把脸前的碎石子清理干净，让自己可以呼吸，等人来救您。

中国地震应急搜救中心　贾群林